COMMENT ON DÉFEND

SA SANTÉ

PAR L'HYGIÈNE

I

Les Aliments

DU MÊME AUTEUR

Les Vaginites (1 volume), épuisé.

Les Frontières de l'Alcoolisme (1 volume) (épuisé).

Les Victimes de l'Alcool (1 volume), **2 fr. 50.**

Comment on défend ses mains (1 volume).

Comment on défend ses pieds (1 volume).

Comment on défend ses Enfants (1 volume).

Comment on défend sa Vessie (1 volume).

Pour paraître prochainement :

Comment on défend sa Santé par l'hygiène :

(2e volume : **Les Boissons).**

COMMENT ON DÉFEND

SA SANTÉ

PAR L'HYGIÈNE

PAR LE

Dr A. BARATIER

Membre de la Société d'Anthropologie
Membre des Sociétés de Médecine Publique et d'Hygiène
Membre Honoraire de la Société Protectrice de l'Enfance

I

LES ALIMENTS

Prix : 1 franc

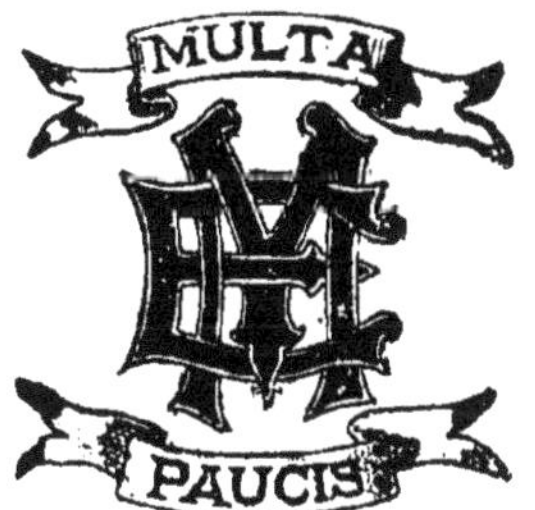

PARIS
L'ÉDITION MÉDICALE
29, RUE DE SEINE, 29

AVANT-PROPOS

Quatre-vingt-dix fois sur cent, l'homme détruit sa santé par ignorance, il tombe malade parce qu'il ne sait pas éviter les embuches qui le guettent à chaque pas et, faute d'agir et de savoir agir, il risque de perdre son bien le plus précieux : sa *santé*.

Par manque d'hygiène, il compromet son existence et celle de ceux qui l'entoure et c'est surtout quand il s'agit de son alimentation journalière que ses fautes, dans sa manière de vivre, lui sont le plus funeste et le plus préjudiciable.

Or, si une grande quantité d'ouvrages traitent de l'hygiène alimentaire, il en est un trop petit nombre qui soit véritablement à la portée du public, du gros public qui *pèche par ignorance*. Ce n'est pas dans des livres scientifiques ou dans des volumes destinés aux savants, que le peuple peut s'instruire ; c'est un exposé bref, terre à terre et compréhensible qui lui est nécessaire pour apprendre, c'est un manuel familier qui lui est indispensable pour acquérir les connaissances usuelles d'hygiène qui lui font défaut.

Lorsque l'on veut avoir un renseignement immédiat sur telle ou telle question intéressant la vie matérielle, il est difficile de se procurer ce que l'on désire savoir ; parcourir (trop souvent d'une façon parfaitement inutile) des gros dictionnaires, de volumineux ouvrages ou des traités spéciaux est impossible pour le gros public ; faire des recherches dans des livres écrits pour les savants n'est pas à la portée de tout le monde et, comme résultat final, faute de pouvoir éclaircir la question dont on cherche à connaître le fond, on reste dans l'ignorance.

Cette ignorance, je le répète, est la cause directe et indirecte de bien des maux, de bien des méfaits et elle devient néfaste quand il s'agit de sujets relatifs à l'hygiène journalière, clé de voute de la santé humaine. Or, cette hygiène que tout le monde croit connaître et que tout le monde ignore, doit être mise à la portée du public d'une façon concise, nette, compréhensible et intelligible, si l'on veut qu'elle puisse laisser des traces durables de ses principales règles dans l'esprit humain ; il faut qu'à l'école, qu'à l'atelier comme au coin de l'âtre familial on puisse savoir à quoi s'en tenir sur telle ou telle notion courante, sur tel ou tel fait d'usage journalier et que, en peu de mots, on puisse apprendre et retenir la question que l'on ignore et que l'on veut savoir.

Ce sont ces questions d'ordre scientifique mises à la portée de tout le monde que je me suis proposé de vulgariser en écrivant : *Comment on défend sa santé.*

En mettant entre les mains du public, c'est-à-dire entre les mains de l'écolier, du père ou de la mère de famille ou du chef d'institution ces notions élémentaires d'hygiène concernant les *aliments*, les *boissons*, les *vêtements* et l'*habitation*, je pense avoir réalisé un progrès utile pour tout le monde et comblé une lacune importante.

Et si ces modestes opuscules peuvent rendre quelques services à la cause de l'instruction populaire, le but que je me suis proposé sera atteint.

COMMENT ON DÉFEND SA SANTÉ PAR L'HYGIÈNE

I

But et diversité de l'alimentation.

Du moment où il commence à vivre jusqu'à l'heure de sa mort, l'homme évolue. Son corps s'accroit, grandit et augmente de poids, il prend de la consistance et de la force pendant une certaine période de temps, reste stationnaire pendant une deuxième période et finit par dépérir et disparaître. Or, pour que cette évolution puisse s'effectuer, pour que l'accomplissement régulier de ces transformations puisse se réaliser, pour que ce travail vital puisse s'exercer, il faut que des *forces* spéciales viennent produire cette action physiologique, il faut que des *élements* particuliers viennent compenser les pertes incessantes que le corps humain subit par le fait même de son évolution, les réparer et remplacer les déchets.

Ces forces spéciales, indispensables à l'entretien et à la production de la vie, sont les *aliments* et l'*alimentation* est l'adaptation des aliments aux besoins de l'homme, à l'état de santé ou de maladie.

Aliments et alimentation concourent à former la *nutrition*, c'est-à-dire la croissance et la réparation des organes vivants.

Si l'homme ne pouvait trouver et puiser au dehors des substances nécessaires pour produire ces forces et pour réparer les déchets qui résultent de son existence même, la *vie* deviendrait impossible et la *mort*, à une échéance plus ou moins brève, viendrait arrêter le mécanisme vital, faute de combustible, par le fait de l'*inanition*.

On peut donc donner, d'une façon générale, le nom d'*aliments* (de *alimentum*, du mot latin *alere*, nourrir) à toute substance qui, introduite dans les organes de la digestion, y subit, après son mélange avec les différents liquides organiques de l'estomac et de l'intestin, une modification et une transformation telles que ses principes essentiellement nutritifs peuvent s'assimiler et se combiner d'une façon plus ou moins intime avec les organes qui constituent le corps humain.

L'alimentation étant une des plus prépondérantes fonctions de la vie humaine, l'étude des aliments est donc, de ce fait, une des parties les plus essentielles de l'hygiène générale et individuelle. Quels qu'ils soient, ces aliments ont tous une influence particulière sur l'économie; ils tiennent le corps tout entier sous leur dépendance directe et de leur choix, de leur nature, de leur usage et du mode même de leur préparation dépendent l'état général de l'individu, sa santé, son énergie, la réparation de ses forces, ses facultés physiques et psychiques, la guérison d'un grand nombre d'affections (qui troublent l'intégrité de son organisme) et même le terme ultérieur et fatal de son existence.

Selon la dose à laquelle il est consommé, l'aliment sert tour à tour à l'*entretien* de la santé, à l'*altération* de cette santé même, ou à la *guérison* des maladies; les circonstances qui accompagnent son ingestion, l'état de vacuité ou de plénitude de l'estomac, la température des substances ingérées ou du corps lui-même au moment de leur absorbtion, la fluidité ou la compacité de ces aliments, sont également autant de causes différentes qui peuvent avoir une influence marquée sur l'état sanitaire. Prise sous un volume qui ne dépasse pas la capacité digestible de l'estomac, la substance alimentaire ne nuit pas à l'organisme, elle reste aliment normal; au delà, elle devient indigeste, fatigue les organes immédiats ou médiats, provoque l'indigestion et, par suite de répétitions fréquentes et prolongées, la maladie ; l'aliment devient également nocif et produit des désordres dans l'organisme quand il est ingéré, d'une façon régulière ou accidentelle, dans des conditions défavorables de température, de réplétion stomacale, de vacuité gastrique trop prolongée, de troubles généraux et de maladies locales ou concomitantes. Par contre, prescrit avec art dans sa quantité, dans sa qualité, dans son usage et sa durée, l'aliment devient un médicament, est la base d'une médication puissante, il forme une thérapeutique spéciale et constitue le régime *diététique*.

Dans la nature, l'homme trouve les substances nutritives qui, naturelles, simples ou préparées, forment les bases de son alimentation. Tous les aliments se trouvent et sont puisés dans le règne organique et présentent la composition de la matière organique même. Et, d'ailleurs, pour la conservation de la race et de l'espèce humaine il ne saurait en être autrement.

L'homme, par suite des climats et des régions qu'il habite éprouve des besoins, des transformations et des modifications organiques et corporelles subordonnées à ces pays mêmes ; dans ces conditions, pour qu'il puisse vivre partout, la nature a réparti sur la surface du globe des productions, tant végétales qu'animales, dont les qualités, l'organisation et la forme sont appropriées à la nature des différents climats. A chaque région, à chaque climat, correspondent des substances alimentoires propres à ces zones et aux êtres humains qui l'habitent. L'Esquimeau, qui pour vivre a besoin d'un aliment puissant, développant de grandes quantités de calorie, ne saurait trouver un aliment suffisant et utile dans les fruits aromatiques des régions tropicales ou dans les céréales peu nutritives, même prises en grandes quantités, des pays tempérés; l'Africain, qui mange peu et qui n'a pas besoin d'aliments très nutritifs, ne saurait vivre, lui non plus, avec les produits du pôle, et l'un comme l'autre ne trouverait, pour l'évolution régulière et rationnelle de son organisme, une alimentation convenable dans les climats qui ne sont pas les leurs. L'homme, le climat et la substance nutritive se trouvent dans un rapport constant et à la nature des régions correspondent la nature et les besoins des habitants ainsi que la nature et les qualités propres des aliments, dans une complète et absolue conformité.

Les aliments répartis sur la surface du globe, selon les besoins des habitants, sont fournis à l'homme par les végétaux et les animaux. Exceptionnellement, le *règne minéral* ne donne que des substances alimentaires d'un pouvoir nutritif infime; elles ne peuvent être comparées à de véritables aliments et bien qu'elles jouent un rôle considérable dans la nutrition, elles ne font que traverser l'organisme sans éprouver de transformation ou de modification chimiques notables. Le règne minéral ne donne que des *condiments* et des *assaisonnements* sans valeur nutritive; quant aux matières terreuses ou calcaires recherchées et ingérées par certains peuples africains ou indiens ou par quelques malades en proie à des crises de dépravation du goût, elles ne profitent en rien à la conservation et à l'entretien de l'économie. Ce sont des matières inertes pouvant, dans certains cas, faciliter la digestion, mais complètement inefficaces au point de vue de l'assimilation.

Le *règne végétal*, source inépuisable de substances alimentaires précieuses pour l'homme, par la multiplicité de ses produits, par la variété infinie de ces productions et par l'universalité même de leurs répartitions sur toute la surface de la terre, offre une quantité inouie de matériaux divers qui deviennent les principaux aliments de l'espèce humaine.

A côté des végétaux naturels et incultes qui servent à l'alimentation tels que la nature les produit, la *culture* par suite des efforts incessants de la civilisation en a produit d'autres, plus fins et plus savoureux, plus nourrissants et plus digestibles, qui journellement forment la majeure partie des aliments destinés à nourrir l'homme.

Tous les végétaux ne peuvent, néanmoins, être utilisés par l'alimentation humaine ; on fait un choix parmi eux basé sur l'application de leur qualité, de leur digestibilité et de leur capacité nutritive. Un aliment végétal est de *bonne qualité* quand il est fourni par une espèce choisie, quand il est cultivé dans un pays favorable à sa production et à son entier développement, quand il se digère facilement et quand, sous un petit volume, il contient des éléments assimilables en proportion marquée. Un aliment végétal sera également de bonne qualité quand il aura été pris, de préférence à une autre, dans telle ou telle partie de sa tige, de sa racine ou de son fruit, plus tendre, plus mure ou plus savoureuse; quand il proviendra d'un sujet tantôt jeune ou tantôt âgé, tantôt mâle, tantôt femelle et possédant des manières d'être plutôt d'une façon que d'une autre. Les caractères et les qualités générales d'un bon aliment végétal sont donc multiples et l'habitude est le meilleur guide pour en reconnaître la valeur alimentaire et gustative.

D'une façon générale, les qualités des aliments végétaux dépendent de l'âge du sujet qui les a produits, du mode de culture, de la force de la plante, de son climat, de son mode d'exposition et de l'époque ou du moment de sa récolte. Une jeune plante donnera des fruits, des tiges et des racines plus tendres, plus fines et plus délicates; plus le sujet sera jeune, plus ses produits seront faciles à mâcher ou à broyer, plus ils seront agréables comme goût et comme apparence. En vieillissant, ces qualités de fraîcheur et de tendresse si recherchées pour les herbes potagères servies journellement sur les tables, disparaissent; les tissus des plantes, des racines ou des fruits deviennent durs, coriaces, épais, ligueux et insipides et ne présentent plus les qualites de la jeunesse. La vieillesse n'agit pas seule sur la délicatesse des tissus des végétaux; la chaleur, la sécheresse, le froid et l'humidité influent également sur eux et déterminent chez ces plantes un degré plus ou moins variable de finesse, d'arôme, de parfum et de saveur. La matière sucrée qu'elles contiennent varie également dans des rapports importants sous ces influences diverses. Le mode de culture agit aussi d'une façon considérable sur une grande quantité de végétaux; il les perfectionne, il en rend la production plus intense et varie la valeur nutritive même, par suite d'une sélection ou d'un croisement spécial si perfectionné par nos agriculteurs.

La qualité des aliments végétaux dépend encore des opérations et des préparations culinaires dont ils sont l'objet avant d'être ingérés. Si une grande quantité de végétaux sont mangés crus et tels que la terre les produit, il en est d'autres au contraire qui demandent, pour être utiles à l'alimentation humaine, à subir l'action plus ou moins prolongée de la chaleur, du feu, de l'eau, de la fermentation, de la dessication ou du pressurage. Pour servir à la consommation, tous les végétaux ne subissent pas ces opérations, mais un très grand nombre doivent y être soumis pour qu'ils puissent donner tous leurs éléments nutritifs ou pour qu'ils puissent même être utilisés; sous ces influences culinaires, certains végétaux acquièrent des propriétés nouvelles, perdent quelques-uns de leurs principes inutiles ou nuisibles, sont susceptibles d'être conservés pendant un laps de temps plus ou moins long et deviennent de ce fait tendres, savoureux, digestibles et assimilables dans l'économie.

C'est pour arriver à ces résultats et pour obtenir des végétaux toutes les qualités nutritives désirables que l'on a recours à la *cuisson* des légumes, des racines, des tiges et d'une grande quantité de feuilles ; sous l'action de la cuisson, les cellules végétales renfermant des principes nutritifs sont brisées, les tissus sont rendus friables, l'arôme et le parfum sont développés ou perdus, les parties mucilagineuses sont dissoutes et la masse végétale, ramollie et gonflée, devient facilement digestible et en grande partie assimilable. Il en est de même pour la *mouture* ou le broyage de certaines céréales ; dans cette opération, les parties corticales et ligneuses qui sont dépourvues de qualités nutritives sont rejetées et seule la fécule, principe assimilable, est utilisée. Par la *fermentation*, on obtient des produits nouveaux, il se fait une véritable décomposition dont le résultat est un aliment qui n'a aucun rapport, quant à la forme et à l aspect, avec le végétal dont il est tiré. Par le *pressurage* enfin, on obtient les huiles, les sucs, les matières mucilagineuses des racines et autres éléments qui, sous cette forme, deviennent comestibles et nutritifs.

De toutes ces préparations, la plus usuelle et la plus commune est la cuisson ; dans certains cas, sous cette influence, certaines plantes laissent dégager les poisons qu'elles contiennent et de malfaisantes deviennent un objet de haute utilité alimentaire.

Le règne *animal* fournit également à l'homme une grande quantité d'aliments. Terrestres, aquatiques ou aériens, partout où il a pu les atteindre, l'homme s'est empressé de soumettre à sa puissance les animaux, quelle que soit leur force, leur puissance ou leur agilité. De sauvages qu'ils étaient, par une acclimatation forcée, par la peine ou par l'esclavage, ces animaux sont devenus domestiques, se sont apprivoisés, ou restés sauvages, ont fini, néanmoins, par devenir la proie de l'homme et tous, quels qu'ils soient, servent en fin de compte à sa nourriture.

De même que chez les végétaux, certaines causes influent également sur l'animal et sur la nature même de l'aliment qui en résulte. Tout d'abord, l'âge joue un rôle important au point de vue de la finesse et de la qualité nutritive ; plus les animaux appelés à fournir la nourriture sont *jeunes*, plus leur chair est tendre, succulente et gélatineuse ; la *vieillesse* la rend dure, coriace et filandreuse ; l'*âge adulte* développe d'une façon normale leur saveur, leurs principes nutritifs et leur véritable délicatesse et c'est à cette époque de son existence que l'animal fournit la meilleure denrée alimentaire, à tous les points de vue.

Le sexe n'est pas sans influence sur la valeur nutritive des animaux et les modifications parfois les plus profondes résultent de cette différence physique. Les femelles, d'une façon générale, ont les chairs plus fines, plus molles, plus délicates et plus succulentes que celles des mâles ; leur digestibilité est, en maintes circonstances, plus régulière et elles offrent à la vue, au goût et à l'odorat un aspect plus appétissant. Pour certaines espèces, on est arrivé à obtenir des viandes aussi fines que celles des femelles avec des mâles castrés ; encore jeunes on soumet ceux-ci à la *castration ;* après cette opération, l'odeur forte, caractéristique et parfois repoussante qui empreint toute leur économie, disparaît complètement et la chair devient semblable, sinon supérieure, à celle des femelles. Le bœuf, le mouton, le chapon, etc., sont des animaux castrés dont on connaît la saveur délicieuse et qui, restés mâles, n'offriraient qu'une chair médiocre et trop odorante.

Le *milieu* et les *conditions* d'existence ont également une influence marquée sur la qualité de la viande fournie par le règne animal. La richesse et l'abondance des fourrages, la qualité des pâturages, la profondeur des rivières ou des lacs, l'étendue des forêts et des clairières font qu'une chair est plus ou moins bonne, fine ou parfumée. En liberté, la viande des animaux peut acquérir une fermeté, une saveur, une coloration en rapport avec les arômes des végétaux dont ils se sont nourris et être recherchée d'une façon spéciale pour ces qualités spéciales ; en domesticité, au contraire, cette chair devient pâle, blafarde, infiltrée ou maigre, sèche et peu nutritive par suite du manque d'air, par suite de fatigues excessives ou par suite de gestations trop fréquentes et surtout de maladies mal ou pas soignées.

Il est utile d'ajouter que presque partout, aujourd'hui, grâce à l'éducation des paysans et aux progrès de l'agriculture, l'*élevage* bien pratiqué et bien ordonné, apporte dans l'alimentation des progrès remarquables et donne des produits de plus en plus selectionnés et renommés sous tous leurs rapports.

Les aliments tirés des animaux subissent des préparations spéciales ou se mangent tels que la nature les produit ; tandis que les uns, avant d'être absorbés, sont rôtis, bouillis, salés, fumés, grillés ou cuits dans l'eau, le vin, l'alcool, l'huile, le lait, le beurre ou la graisse, d'autres, tels que les œufs, les mollusques, le lait, le sang, etc., sont mangés crus ou cuits ; d'autres enfin subissent la fermentation, la pulvérisation, la décomposition ou la putréfaction avant d'être ingérés, selon les caprices ou les habitudes, la mode ou les nécessités de l'existence.

Tous les aliments, qu'ils soient tirés du règne végétal ou animal, ont un degré de *digestibilité* différent et cette digestibilité même diffère et varie suivant les estomacs, suivant les modes de préparation culinaire et selon la quantité ingérée.

En général, la digestibilité des aliments, c'est-à-dire la durée de leur séjour dans l'estomac nécessaire à leur digestion, dépend d'abord de *leur qualité* qui doit être bonne, de la *fraîcheur*, de l'état de *division* et de *broiement* dans lequel ils arrivent dans l'estomac, de l'*énergie* et de l'*intégrité* des appareils digestifs et des fonctions gastriques.

« Un aliment bien mâché est à moitié digéré » et ce principe est d'une vérité absolue, car plus la division du bol alimentaire est portée à un degré élevé, moins l'estomac est obligé de le triturer et plus aisément il s'infiltre des sucs digestifs qui doivent le rendre assimilable. Donc, en dehors même de la valeur nutritive et de la bonne qualité d'un aliment, pour que sa digestion soit rendue plus prompte et plus aisée, il faut que la mastication soit complète, que son broiement soit parfait ; c'est souvent une question capitale et la mastication pourra s'effectuer d'une manière régulière et normale quand les dents, les gencives, la bouche, le voile du palais et la langue ne présenteront aucune carie, aucune brisure, perforation, ulcération, fistules, et autres accidents capables d'entraver cette opération.

A côté de l'intégrité de ces organes masticateurs, nécessaire à la bonne digestion des aliments, il est indispensable que le tube digestif soit lui-même intègre dans son entier. Les organes digestifs sont dans un bon état et sont aptes à fonctionner régulièrement toutes les fois qu'un individu, étant à jeun, éprouve, à une heure qui est à peu près la même tous les jours, la sensation de la *faim* et un *appétit* semblable à celui des jours précédents ; sa bouche doit être fraîche et humide ; son haleine douce et pure et la salive ni abondante, ni visqueuse, ni aigrelette. Quand, au contraire, les fonctions digestives sont en mauvais état, la digestion est pénible et douloureuse, la bouche est pâteuse, amère, sèche ; il y a de l'inappétence, du dégoût, des coliques, des douleurs stomacales, du gargouillement abdominal, de l'oppression, de l'abattement, du ballonnement du ventre, des évacuations rares et difficiles ou des diarrhées abondantes et fétides, avec des épreintes à la défécation. Des sueurs profuses et des vertiges peuvent venir compliquer cet état et provoquer le dégoût le plus complet pour toute sorte d'alimentation.

On jouit d'un bon estomac et les digestions s'effectuent normalement quand, après chaque repas, le corps est dispos, la tête libre, l'esprit gai et le caractère agréable ; une sensation de force et de chaleur se fait percevoir dans toute l'économie, l'aptitude au travail cérébral ou corporel reprend son énergie ; on n'éprouve ni baillements, ni hoquets, ni frissons, ni renvois, l'estomac est indolore, et on ne ressent dans l'abdomen ni embarras, ni gonflement, ni pesanteur, ni malaise quelconque. Après, comme avant le repas, l'état est normal et habituel et une sensation de bien être général envahit le corps en entier.

Il n'en est pas de même quand l'estomac est malade et quand les digestions sont rendues difficiles par cette altération pathologique. Le repas est, alors, suivi de baillements, de hoquets, de frissons, de renvois, de nausées, de bouffées de chaleur au visage, d'oppression, de maux d'estomac, de somnolence, de vertiges, de crachotements, de borborygmes, de flatulence, de lassitude, de fatigue corporelle et cérébrale, de lourdeur et de malaises généralisés à tout l'organisme.

Entre la béatitude qui accompagne une bonne digestion et les angoisses qui suivent cette même fonction physiologique quand les organes sont lésés, la différence est caractéristique et fait comprendre pourquoi l'époque des repas devient tant troublante pour certains estomacs délabrés de longue date ! Cet état est parfois passager et ce n'est qu'une simple indisposition. Mais, lorsque la difficulté des digestions est habituelle et permanente, c'est une altération profonde des organes digestifs qui évolue et cet état est l'indice irrécusable de maladies graves qui existent déjà ou qui menacent d'apparaître dans un avenir prochain. Souvent la tristesse, la mélancolie, l'hypochondrie et différents états psychiques produisent ces troubles digestifs; les boissons alcooliques, les appéritifs sous toutes leurs formes, les abus de liqueurs enivrantes, les mets épicés, les aliments trop fortement assaisonnés, l'abus ou l'usage immodéré du tabac à fumer, à priser et à chiquer, conduisent infailliblement à ces affections qui, à la longue, peuvent mettre en péril la vie humaine.

Or, il ne suffit pas d'avoir choisi un aliment de bonne

qualité, frais, appétissant et facile à digérer : il ne suffit pas non plus de savoir, par longue expérience, que l'estomac fonctionne régulièrement, que les intestins remplissent leur devoir avec facilité et que le corps n'est nullement incommodé après les repas ; il faut aussi savoir que les *qualités* et les *propriétés* des aliments varient dans leurs effets et qu'ils diffèrent les uns des autres par leur valeur nutritive. De là découle la *classification* des aliments.

Cette classification peut avoir pour base des caractères divers, et nombreux ont été les signes différents qui ont été choisis tour à tour pour base d'un classement méthodique. Mais, pour qu'un tel arrangement ait une valeur réelle, c'est sur une base *essentiellement scientifique* qu'il doit reposer et cette base est incontestablement *la chimie,* et c'est la composition chimique des aliments que l'on doit seule prendre pour guide pour former une classification digne de ce nom. Au milieu de cette prodigieuse quantité de substances alimentaires disséminées ça et là, grâce à la composition de ces *éléments nutritifs* mêmes, on est arrivé facilement à établir une classification édifiée sur la nature même de l'aliment. Laissant de côté les matières tirées du règne minéral qui n'ont qu'un rôle très secondaire dans l'alimentation humaine, si on considère les aliments organiques dans leur composition intime, on voit que cette composition est des plus simples ; elle ne peut admettre que du *carbone,* de l'*oxygène,* de l'*hydrogène,* de l'*azote* et, quelquefois, des traces de soufre et de phosphore et peut être du fer. Or, cette composition qui est celle de tous les corps organiques, est celle de *tous* les aliments, et d'après la présence de l'*azote* chez les uns et de son absence chez les autres, on arrive à distinguer les aliments en deux grandes classes, les aliments *azotés* ou *quaternaires* parce qu'ils contiennent de l'azote, de l'hydrogène, de l'oxygène et du carbone et les aliments *hydrocarbonés* ou *ternaires,* parce qu'ils ne contiennent que du carbone, de l'hydrogène et de l'oxygène, *sans azote.*

Les aliments azotés forment un premier groupe de substances analogues les unes aux autres dans les deux règnes végétal et animal et que l'on désigne sous

2

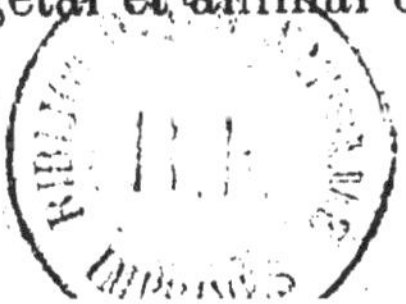

le nom de *substances protéiques, albuminoïdes* ou simplement *azotées*. Ce sont, par exemple et pour fixer les idées, pour les aliments quaternaires de nature animale :

L'albumine (œufs, cervelle, nerfs, sang).
La fibrine (chair et sang).
La caséine (lait, fromage).
L'osmazome (bouillon).
La gélatine (peau, tendons, os).

Pour les substances tirées du règne végétal, on trouve :

L'albumine végétale (sucs des végétaux, graines émulsives, etc.).
La caséine végétale (haricots, pois, fèves).
Le gluten (graines des céréales).

Donc, dans ce premier groupe, animaux et végétaux, au point de vue de l'origine, ont les mêmes éléments chimiques de composition et forment un seul tout sous la dénomination d'aliments *azotés* ou *quaternaires*.

Dans le deuxième groupe de substances alimentaires organiques, on trouve deux catégories bien distinctes : les substances *amylacées* ou *saccharoïdes* et les substances *grasses* ; ces substances ne contiennent pas d'azote ; elles sont formées par du carbone, de l'hydrogène et de l'oxygène et sont connues sous le nom d'aliments ternaires ou hydrocarbonnés.

Comme le groupe précédent, ces aliments ternaires ont leurs représentants dans les règnes végétaux et animaux.

Les substances *amylacées* proviennent surtout des végétaux ; leur nom est dérivé de celui de l'*amidon* qui en est le type principal ; elles portent également le nom de *saccharoïdes* parce qu'elles sont susceptibles de se transformer en *sucre* ou peuvent provenir d'une matière *sucrée*.

Les principaux aliments amylacés sont :

L'amidon ou fécule (farines, fécules, haricots, lentilles, etc.).
La dextrine (amidon transformé par les acides).
Le sucre (fruits, sève, glucose, sucre de canne).

Les gommes (graines, racines, sève spéciale).

Le sucre de lait ou lactose et ses dérivés par suite de fermentation, ainsi que l'acide lactique et ses transformations multiples.

Enfin les substances alimentaires *grasses* qui sont tirées des graines animales et des huiles animales et végétales

Cette classification générale des aliments, basée sur des données chimiques pures est absolument conforme aux idées et aux découvertes scientifiques modernes ; elle est d'une utilité incontestable dans le domaine de la science, mais elle est peu compréhensible pour le public ordinaire et ne lui fait reconnaître en rien la plus grande partie des *qualités* d'un aliment, de ses *propriétés*, de son *pouvoir nutritif* et de sa *digestibilité*.

La masse du public qui veut savoir à quoi s'en tenir sur la nature d'un aliment quelconque, a besoin d'une classification moins scientifique mais plus compréhensible, mieux à sa portée et plus terre à terre. C'est donc sur une autre base qu'il est utile de lui donner la classification de ses aliments journaliers ; c'est en lui fournissant des notions plus en harmonie avec ses désirs et ses besoins que l'on fera œuvre véritablement profitable et intelligible et c'est pour arriver à ce résultat pratique qu'il est nécessaire de lui présenter une classification basée sur les *actions* des aliments. Cette classification n'est nullement scientifique, elle ne repose sur aucune base chimique et ne peut être considérée comme étant d'une rigueur absolue, mais, je le répète, elle est très compréhensible et utile, au plus haut point pour celui qui veut se renseigner sur la *valeur* d'un aliment. Dans cet ordre d'idée on peut diviser les aliments, animaux et végétaux, en quatre grandes classes :

1° Les aliments dits *adoucissants*, farineux, albumineux, féculents ; c'est-à-dire composés en très grande partie de gomme, d'amidon, de fécules, de sucre, d'albumine, etc. ;

2° Les aliments *rafraîchissants*, riches en mucilages, en principes aqueux ;

3° Les aliments dits *fortifiants*, riches en fibrine, en osmazome, en gélatine, etc. ;

4° Les aliments dits *échauffants*, de saveur et d'odeurs prononcées.

Tous ces aliments sont partagés en deux catégories bien distinctes, basée sur leur *digestibilité* ; les uns sont *faciles* à digérer, les autres sont *difficiles* à digérer.

C'est sur cette classification, nullement scientifique, je le répète encore une fois, mais très compréhensible et très utile que nous allons passer en revue les aliments qui servent à la nourriture de l'homme d'une façon générale avant de les examiner chacun en particulier.

1° Parmi les aliments de la première classe, les *adoucissants*, se rencontrent toutes les substances tirées du règne végétal ou animal capables de modérer la sensibilité, l'irritabilité et l'excitation des organes ; ce sont des aliments facilement assimilables, nourrissant bien et d'une digestion aisée. Ils comprennent la plupart des farineux, un grand nombre de légumes et de fruits, presque tous les poissons, le lait, le beurre, la crème, les graisses, les huiles, les viandes blanches et surtout la chair des jeunes animaux ;

2° La seconde classe, les *rafraîchissants*, renferme des substances douées d'une saveur légèrement acide, chargées d'une assez grande quantité d'eau de composition, capables de calmer la soif, de nourrir peu, de diminuer l'embonpoint, d'augmenter les sécrétions intestinales et urinaires et de tempérer l'irritabilité et la sensibilité exagérée des organes. Parmi les rafraîchissants se placent la plupart des fruits, un grand nombre de légumes, l'eau, le petit lait, les fromages, etc. ;

3° La troisième classe comprend les *fortifiants* ; ces aliments sont pris parmi les viandes faites, foncées en couleur comme celle du bœuf, du mouton, du gibier ; parmi les poissons à chair ferme et grasse, les végétaux ayant une saveur amère, les légumes riches en amidon et en gluten, les céréales, les pois, les fèves, les lentilles, les haricots, etc. ; ces aliments donnent de la force et de l'énergie ; ils forment la nourriture principale des individus bien portants. obligés de se livrer à des travaux pénibles, continus et déprimants ;

4° La quatrième classe, enfin, renferme les aliments, *échauffants*, qui se distinguent des précédents par leur saveur très prononcée, par l'énergie avec laquelle ils stimulent l'excitabilité et la sensibilité, par la prompte calorification qu'ils développent dans tout l'organisme et par la force et l'ardeur cérébrale et musculaire qu'ils provoquent C'est dans cette classe que se trouvent les viandes noires, le sang, les assaisonnements, les condiments, les aromates, les substances fumées, salées ou fermentées. certaines plantes sapides, certains légumes, certaines graines torréfiées, les vins, les liqueurs spiritueuses et les alcools.

Ces aliments, quelle que soit leur diversité, n'ont pas tous une égale influence sur les individus ; chaque sujet a, pour ainsi dire, une aptitude spéciale pour digérer tel ou tel aliment, il possède une idiosyncrasie qui lui est particulière et ne peut tabler, d'après ce qui se passe chez les autres, sur ce qui doit se passer dans son organisme personnel.

Tel aliment qui sera très bien supporté chez Pierre, sera, dans des conditions identiques d'absorption, mal digéré par Paul ; tel aliment qui est adoucissant chez Jean, sera d'un effet contraire chez Jacques et *vice-versa*. Néanmoins, d'une façon générale, les aliments dont nous venons d'indiquer sommairement les principales qualités, agissent sur les organismes d'une manière à peu près constante dans la grande majorité des cas.

C'est ainsi que les aliments de la première classe, *adoucissants* par leur composition, tels que les farineux, les féculents, les poissons, le lait, la crème, certains légumes, etc. font la base de la nourriture des enfants, des adolescents, des personnes maigres, sédentaires, très nerveuses et très excitables ; ils doivent faire partie, en grande proportion, du régime alimentaire des individus sanguins. gras, pléthoriques, épuisés par la maladie ou atteints d'affections aiguës ou chroniques des voies respiratoires, des organes de la circulation ou du système gastro-intestinal. Associés aux rafraîchissants, ces aliments conviennent également dans les maladies cutanées, dans les affections scorbutiques et dans les longues convalescences.

L'usage des aliments de la seconde classe, les *rafraîchissants* doit être modéré, varié et alterné selon l'acidité plus ou moins grande des substances, selon les climats, selon les saisons, selon les habitudes et la constitution même des individus. Les aliments sont indiqués dans le régime de table, des jeunes gens, des sujets sanguins au teint coloré et à l'embonpoint malsain ; ils doivent être également recherchés par les hémorroïdaires ; par les individus prédisposés aux hémorragies, aux inflammations, aux accès de colère et de violence ; les saisons chaudes, enfin, sont surtout l'époque de leur consommation régulière et abondante. Toutefois, dans certains cas, l'exagération peut être dangereuse.

Les aliments *f rtifiants* forment la nourriture principale des individus qui jouissent d'une bonne santé habituelle, de vigoureuse constitution et obligés à supporter des fortes fatigues. Au contraire, ils sont nuisibles aux sujets dont l'énergie et la vitalité sont peu intenses, chez ceux qui ont peu de forces à dépenser, chez ceux dont les travaux corporels ou cérébraux sont nuls, tels que les jeunes enfants, les femmes, les convalescents, les malades. Chez les individus qui usent de ces aliments d'une façon constante, en raison même de la tonicité de cette alimentation, on doit lui associer l'usage des végétaux, des adoucissants et des rafraichissants; car, pris seuls, les aliments fortifiants prédisposent aux inflammations, aux congestions, aux hémorragies, à l'apoplexie et aux diathèses goutteuse, arthritique et herpétique.

L'usage des aliments *échauffants*, d'une manière plus ou moins continue, parfois toléré néanmoins chez certains individus, doit cependant être rare, modéré et employé d'une façon circonspecte Ces aliments se digèrent mal ; ils fournissent peu à l'abondance et la facilité des selles, ils constipent, ils *échauffent*, (d'où leur nom) et arrivent à ce but en tenant la muqueuse intestinale dans un état constant d'irritation qui diminue ou paralyse les fonctions d'excrétion et la sécrétion du tube digestif.

Devant la multiplicité de ces aliments qui lui sont fournis par la nature, l'Homme n'a que l'embarras du choix; mais c'est à sa sagesse, bien plus qu'à sa gourmandise qu'il doit s'adresser quand il veut en faire usage. Or, c'est généralement le contraire qui arrive; le ventre est plus tyrannique que la raison et il faut que l'on cède à ce despote jusqu'au soir où, malade, il demande grâce et merci !

Il est parfois trop tard !

II

Régime Alimentaire.

L'alimentation et les aliments ont pour but, comme nous venons de le voir, de réparer les forces, d'entretenir l'organisme, d'assurer les matériaux nécessaires à l'évolution de l'être et, de ce fait, de prolonger l'existence dans les meilleures conditions de santé possibles.

Nous allons voir à quelle condition cette fonction, importante s'il en fut, sera complètement remplie.

« Le budget de la nutrition consiste dans le balancement des dépenses organiques et des apports alimentaires. » Dans ces conditions pour que l'équilibre persiste, il faut que les uns et les autres se compensent, et cet équilibre donne pour résultat la *santé*. Quand au contraire cet équilibre est rompu, quand les dépenses l'emportent sur les gains que les besoins organiques ne sont pas conmpenés à temps, ou que les gains excèdent les dépenses, le résultat final est la *maladie*. Toute l'hygiène du régime alimentaire repose sur cet équilibre, instable le plus souvent il est vrai, mais que la sagesse humaine devrait rendre inébranlable dans sa fixité.

Chez l'animal, l'appétit est le régulateur des repas ; la bête mange quand elle a faim et chaque fois les aliments sont pris avec plaisir, avec appétit et en quantité suffisante. Chez l'homme il n'en est pas de même ! et ni l'instinct ni l'appétit, ni les habitudes régulières ne forment de règles fixes pour le moment favorable à l'alimentation. « L'Homme, a dit avec esprit un satirique ancien, est un animal à deux pattes qui boit sans soif, mange sans façon et fait l'amour en tout temps ». Au point de vue du régime alimentaire cette boutade est malheureusement vraie, elle est même trop cruellement vraie, car l'absence de ègles de conduite dans l'alimentation est une des causes qui influent le plus fâcheusement sur la santé humaine et qui finissent à la longue par détruire complètement l'équilibre de son organisme.

Les règles relatives à l'alimentation hygiénique et rationnelle sont multiples et embrassent, à elles seules, la presque totalité des questions se rattachant à l'hygiène de l'homme.

Tout d'abord, quelle est la quantité d'aliments nécessaire au maintien de la santé ? Cela dépend de la valeur et du pouvoir nutritif des aliments. indépendamment de la capacité alimentaire du sujet. D'une façon générale les repas doivent être réglés sur les forces digestives, sur les besoins d'assimilation, sur les pertes éprouvées par l'organisme ; cette dose de nourriture peut varier en outre selon la température, la fatigue du moment et l'état sanitaire. Cette loi fait comprendre la différence dans les quantités d'aliments pris chaque jour par des individus différents ; elle explique encore les degrés à admettre dans ce que l'on appelle la *sobriété*. Comme la *vertu* et le *crime*, la sobriété a des degrés : celui qui, par exemple, ne mangera. dans les vingt-quatre heures, que un kilo de pain, cinq cents grammes de viande, autant de légumes, cent grammes de fruit, qui ne boira que deux litres de vin et un litre d'eau alors qu'il pourrait en consommer un tiers ou la moitié en plus sera *sobre ;* un autre au contraire sera taxé d'intempérance si, ne pouvant supporter et digérer que la moitié des aliments ci-dessus, il en ingère les deux tiers.

La *sobriété* est néanmoins, quoique puissent dire certains esprits, une vertu ; elle permet à l'homme de parcourir une carrière longue, heureuse, exempte de maladies et d'infirmités, respectée par les autres et estimée par lui-même. La sobriété consiste à ne jamais faire d'abus, à ne jamais se gorger d'aliments ou de boissons au point de se rendre malade, d'entraver le libre exercic des fonctions, de troubler le corps et l'esprit, à éviter la réplétion et la satiété, à rester sur sa faim et quitter la table alors même que l'appétit est encore en éveil.

Pour éviter toute gène et toute fatigue de l'estomac, les repas devront être plutôt légers qu'abondants, plutôt espacés que répétés. La mastication, pendant ces repas, sera lente, complète et régulière ; on mangera avec lenteur, on absorbera les aliments ni trop vite ni trop modérement, ni trop abondamment. « Manger trop vite, dit Brillat Savarin, est un défaut et un défaut grave, car il annonce un homme qui ne sait pas vivre et il compromet la santé en apportant après lui des digestions difficiles et pénibles. » Trop abondants, les aliments se digèrent mal, enrichissent trop le sang, le rendent épais, lourd, prédisposent à l'embonpoint, aux congestions cérébrales ou pulmonaires, à la goutte, à la gravelle, aux affections urinaires, etc. Pris en trop minime quantité, les aliments ne peuvent suffisamment réparer les pertes de l'organisme ; le sang s'affaiblit, le corps s'affaisse, les forces diminuent et la maladie apparaît par suite d'un dépérissement lent et progressif.

C'est un juste milieu qui convient ; c'est une nourriture en quantité moyenne qui est nécessaire et cette quantité, fixée par les besoins même de l'organisme, doit être en rapport direct et constant avec les pertes que subit le corps humain. Cette quantité est également sous la dépendance de la valeur nutritive de l'aliment. Néanmoins, cette valeur nutritive ne doit pas être absolue d'une façon générale ; il existe à son sujet, des idiosyncrasies et tel aliment qui est très nutritif pour l'un ne l'est pas autant pour un autre, d'où différence considérable dans la quantité de cet élément nécessaire à la nutrition. L'appétence joue aussi un rôle considérable et chaque individu, grâce à son estomac et à ses organes digestifs, possède jusqu'à un certain point, une variation notable dans la quantité de nourriture qu'il peut absorber sans être incommodé par le fait de cette appétence même. Cette *appétence* provoque l'alimentation et coïncide avec le moment où la digestion est en partie terminée, au point de vue de l'assimilation. La durée de la digestion est en rapport intime avec la nature, la texture et la quantité de substance alimentaire. D'une manière générale, une ou deux heures suffisent à un estomac valide pour digérer les fécules, les farines et les matières amylacées molles et tendres ; les viandes rôties provenant de jeunes animaux, les viandes blanches, les œufs cuits mollets, le pain, ont besoin de deux, trois et quatre heures pour être digérés ; un laps de temps plus long encore est nécessaire pour les pâtisseries, les viandes bouillies, fumées ou salées, les légumes durs, pour certaines volailles, la charcuterie, quelque poissons et les sauces telles que ragoûts, roux, fritures et marinades. Enfin certains légumes frais, la pellicule des graines, les aponévroses, les tendons, les cartilages, les champignons, les truffes, l'albumine durcie, et un grand nombre de substances alimentaires que nous retrouverons plus loin, sont d'une digestion très difficile et même tout à fait indigestes pour d'aucunes.

Donc, la digestion pour être à peu près complète exigeant une durée moyenne de quatre à cinq heures, étant donnée la multiplicité des éléments qui peuvent composer un repas, il est nécessaire que les repas soient éloignés les uns des autres de cinq à six heures. D'habitude, la *faim*, annonce le besoin de manger et le moment de prendre de la nourriture. La faim est un besoin impérieux, intense et persévérant qui se fait sentir à des intervalles plus ou moins réguliers et qui se manifeste par une sensation de vide douloureux dans l'estomac, par des tiraillements, par des crampes et des borborygmes et surtout par une faiblesse intense dans tout l'organisme. Cette faim, qui accentuée prend les noms de *faim canine*, de *faim valle*, ou de *rage de faim*, se calme par l'absorption d'une certaine quantité d'aliments ; parfois cette faim devient, à la longue, une véritable maladie, une affection gastrique des plus graves qui demande souvent de grands soins avant de disparaître.

A côté de la faim, existe une autre sensation que l'on appelle l'*appétit* et qui se réveille à la vue ou au souvenir d'un aliment désirable, agréable ou favori. Brusque, instantané, capricieux et passager l'appétit provoque l'excrétion des glandes salivaires, excite la région stomacale et provoque la sensation de la faim. Tandis que la faim ne se calme généralement que par une copieuse abondance d'aliments, l'appétit disparaît parfois subitement sans causes appréciables, tantôt par la satisfaction donnée à l'estomac en très minime quantité, tantôt par la diversion dans les idées, la vue, les sensations ou les sentiments. C'est ce que l'on entend en disant que l'*appétit est coupé*.

Presque partout, surtout dans les villes, on fait deux grands repas par jour : à midi et à six ou sept heures. Ces repas sont complets, abondants et nourrissants selon les conditions individuelles et sociales. Au lever, il est d'usage de prendre une tasse de lait, de café ou de bouillon, pour détruire le jeûne et parfois, à minuit ou une heure du matin, avant le repos nocturne, une collation plus ou moins légère vient couper la longueur du temps écoulé entre le dîner du soir et le premier déjeuner qui aura lieu au matin.

En bonne santé, ce régime alimentaire nécessite des règles générales qui sont destinées à assurer la parfaite digestion de ces aliments et à leur faire produire le plus d'effets possibles. Ces règles importantes et mêmes indispensables chez les adolescents et les vieillards pour la régularité et le bon fonctionnement de la nutrition, peuvent se résumer pratiquement de la manière suivante :

1° Repas peu copieux, mais réparateur ;
2° Mastication lente et complète ;
3° Alimentation légère le soir ; pas de souper la nuit ;
4° Régularité absolue des repas ;
5° Exercice modéré après chacun d'eux ;
6° Eviter les repas prolongés ;
7° S'abstenir des mets dont on connaît la digestion comme étant difficile.

Il est aisé de comprendre qu'un régime alimentaire d'une façon absolue ne peut convenir, tant parfait soit-il, à tous les individus ; non seulement au point de vue de la quantité, cette alimentation doit différer selon la capacité stomacale et les besoins particuliers de chaque sujet, mais encore au point de vue de la digestibilité, de la qualité et de la valeur nutritive des aliments, cette nourriture doit être variable et cette variabilité peut-être très grande.

Chaque âge doit avoir un régime alimentaire spécial.

Chez *l'enfant* qui a passé l'époque troublante de la dentition, qui est sevré complètement et qui est arrivé vers l'âge de vingt à vingt-quatre mois, la fragilité et la faiblesse de son organisme réclament des substances douces, peu irritantes, peu échauffantes et d'une digestibilité facile. Jusqu'à sept ou huit ans, les enfants ne doivent prendre comme nourriture que des légumes frais, des fruits, du pain, du lait et de l'eau. Si cette hygiène alimentaire était scrupuleusement suivie, on aurait moins de maladies et surtout moins de décès à enregistrer pour cette période infantile! En avançant en âge, à mesure que la force, la santé et la croissance s'établissent et se consolident, on peut introduire dans la nourriture des aliments progressivement rafraîchissants et fortifiants. D'habitude l'enfant a un fort bon appétit; son estomac glouton et affamé a besoin d'être souvent apaisé et il a besoin d'être rassasié par des repas nombreux et légers. On défendra les aliments d'une digestion difficile les fruits crus, les racines ou les légumes coriaces, les bonbons, les sucreries, les pâtisseries et surtout les boissons alcooliques; ces substances peu assimilables, mâchées incomplètement et avalées à la hâte sont difficiles à digérer, disposent au lymphatisme et rendent les enfants mous et débiles.

Pendant *l'adolescence,* les forces du jeune être s'accroissant de jour en jour, on peut permettre des aliments d'une digestibilité plus difficile. Les substances adoucissantes, fortifiantes et rafraîchissantes alterneront tour à tour dans le régime alimentaire; on devra faire un choix dans la valeur de ces éléments nutritifs et ne jamais exposer l'adolescent soit aux excitants, soit aux échauffants, soit aux énervants qui, par leur action, peuvent l'agiter et ajouter aux dangers d'une puberté naissante et d'une intelligence précoce. Les alcools, les spiritueux et les vins ne doivent pas être mis en usage par l'adolescent ; l'eau pure doit être sa seule boisson.

Quand *l'adulte* est bien portant, quand ses fonctions s'accomplissent avec régularité, quand sa santé est intacte et que son évolution s'effectue sans altération aucune, il peut *user de tous* les aliments, *sans abuser d'aucun* ; cette alimentation sera prise avec modération avec discernement et avec une grande *diversité*. Cette diversité est d'une importance capitale, car elle tient dans sa dépendance le résultat final de la nutrition même. Pour que l'alimentation soit complète, il faut qu'elle soit composée d'aliments quaternaires ou azotés et d'aliments ternaires ou hydrocarbonés; à part quelques aliments qui possèdent ces deux compositions et qui peuvent donner une alimentation à peu près complète, rares sont les substances alimentaires qui peuvent à elles seules et d'une manière exclusive servir à nourrir d'une façon physiologique ; cette variété est obligatoire, surtout chez l'adulte, et les aliments devront être d'autant plus nourrissants, abondants et se complétant les uns par les autres que les individus seront soumis à des déperditions de force plus grandes et à une fatigue plus considérable.

Le *vieillard* est comme l'enfant ; c'est un être délicat et de ce fait son alimentation doit être discrète et légère ; les aliments qui conviennent à la vieillesse doivent être assimilables, faciles à digérer, peu abondants, d'une mastication aisée et plutôt adoucissants que échauffants; les soupes, le panades, les œufs, le lait, les poissons, les légumes très cuits, quelques fruits murs et certaines viandes blanches rôties seront les éléments qui fourniront avec le pain tendre, la base de l'alimentation. Comme pour l'adulte, le vin sera toujours coupé d'eau et pris en quantité minime ; les alcools et les spiritueux seront proscrits. L'absence des dents étant le plus souvent la cause d'affections gastriques graves chez les vieillards par suite de l'insuffisance et de la nullité de la mastication, quand de fausses dents ne pourront remplacer la dentition naturelle, on aura recours à la division des aliments, soit au moyen du pilon, du couperet ou de la hachette, soit au moyen d'écraseurs ou de pinces spéciales.

De même que les différents âges sont susceptibles d'un régime alimentaire particulier, de même il doit exister des règles spéciales relatives au sexe, aux constitutions et aux habitudes.

La femme est friande et délicate ; si elle se contente de peu, il faut que ce peu soit sain, savoureux et bien préparé ; elle doit donner la préférence dans son alimentation aux mets sucrés, aux pâtisseries, aux fruits, aux viandes blanches, rôties ou bouillies, aux fécules, aux légumes, etc ; et si parfois, elle a une tendance trop marquée à relever la saveur de ces aliments par des épices ou des condiments trop âpres, elle saura du moins éviter les abus fâcheux d'une alimentation trop abondante et rester toujours dans des limites raisonnables Pour la femme, douée généralement d'un tempérament lymphatique, vivant à l'abri des travaux pénibles du corps et de l'esprit, menant une vie sédentaire, soit chez elle, soit à l'atelier, soit au magasin, cette alimentation modérée, légère et aisément digestible est suffisante. Une nourriture trop abondante, échauffante et peu variée provoquerait chez elle de mauvaises digestion, et conduirait son systèmedigestif à la débilité, débilité qui pourrait devenir dangereuse, soit pendant la grossesse, soit pendant l'allaitement. Du reste, pendant ces deux états physiologiques, la femme devra veiller d'une façon toute particulière sur son alimentation ; elle devra être sobre, ne pas se laisser aller à satisfaire des *envies* parfois ridicules, parfois dangereuses, éviter tout écart de régime qui pourrait nuire à sa progéniture, et se priver surtout d'aliments trop excitants et de boissons spiritueuses, quelle que soit leur haute réputation !

Au point de vue des constitutions, quelques aliments conviennent de préférence à certains tempéraments ; chez les lymphatiques, les substances toniques, savoureuses et réparatrices, telles que les viandes rôties ou grillées, associées aux plantes herbacées amères, seront recommandées ; la chicorée, les crucifères, les fruits, les œufs et le laitage, sous toutes ses formes, seront également bien supportés ; chez les sanguins, au contraire, le régime végétal, les fruits aqueux et adoucissants, les viandes blanches, et en un mot tous les aliments peu propres à augmenter la richesse et la tension du sang, feront la base de la nourriture habituelle. Les nerveux s'abstiendront d'alimentation excitante, épicée et aromatique, de viandes noires, de gibier, de boissons alcooliques, etc. ; les substances douces, les fécules, le lait, les fruits, les aliments sucrés seront pour eux des objets nutritifs de haute importance.

Les malades et les convalescents devront suivre un régime spécial, en raison même de la nature de leurs affections pathologiques, régime qui sera exclusivement prescrit par le médecin.

Telles sont, décrites sommairement, les règles générales qui doivent présider à l'alimention et à l'hygiène de la nutrition A côté de ces préceptes, il est une infinité de petites précautions qu'il est souvent dangereux de négliger et dont on ne se préoccupe pas d'une façon suffisante ; on oublie que parfois de très petites causes produisent de très grands effets et qu'il suffit d'un rien pour faire dévier l'équilibre de l'organisme humain, rien qui peut être le départ d'une maladie mortelle.

En dehors des règles d'hygiène alimentaire qu'il est indispensable de suivre si l'on veut conserver intacte sa santé, on devra s'astreindre à certains ménagements.

Tout d'abord, autant que faire se peut, on s'abstiendra de rester à jeun pendant un laps de temps trop long ; les intervalles entre les repas seront réguliers, ils devront être coupés par une ingestion quelconque destinée à *tromper la faim*, aliment plus ou moins nourrissant qui devra être néanmoins suffisant pour apaiser la demande de l'estomac et assurer la régularité des fonctions digestives en temps opportun. Après le lever, avant de se mettre au travail surtout quand on est obligé par les devoirs et les nécessités de la profession à travailler au grand air, à fréquenter des logis plus ou moins sains ou à respirer les poussières et les émanations des ateliers ou des magasins, il est d'une hygiène rigoureuse de prendre une légère nourriture pour tromper la faim qui dure depuis le dernier repas de la veille, pour stimuler l'organisme avant de reprendre les labeurs quotidiens, pour ne pas laisser l'estomac creux et vide jusqu'au déjeuner de midi, et surtout pour ne pas incommoder soi-même et les autres par une mauvaise haleine.

Une tasse de lait ou de café, une assiettée de soupe, un morceau de pain et de fromage, un restant quelconque du repas de la veille, suffiront pour ce léger repas. Un demi-verre de vin, pur ou coupé d'eau, sera également suffisant quand on prendra une nourriture solide. On ne saurait trop s'élever contre la funeste habitude des personnes, malheureusement trop nombreuses aussi bien dans les agglomérations ouvrières que dans les villages, qui consiste à boire, à jeun, le vin blanc, l'eau-de-vie, le mêlé ou autres breuvages similaires ! L'alcool, quel qu'il soit, ingéré surtout à jeun délabre l'estomac, il nuit à la santé, trouble l'organisme et conduit insensiblement, mais sûrement, sur la pente glissante de l'alcoolisme ; sous le prétexte de stimuler le corps et de *tuer le ver*, c'est ce corps seul que l'on tue et que l'on énerve inutilement.

Il est prudent de s'abstenir de fumer avant le premier repas du matin ; le tabac agit d'un façon fâcheuse sur l'estomac vide ; il provoque des crampes violentes, irrite les muqueuses des voies digestives supérieures, celle de l'arbre aérien et ne fait que prédisposer à des affections qui peuvent devenir graves. Fumer en mangeant est également malsain, cette habitude conduit à la dyspepsie, à la gastralgie, fait trouver insipides les aliments les plus savoureux, pervertit le goût et l'odorat, trouble la secrétion des glandes salivaires et, de ce fait, altère les qualités de la salive. Après le repas, fumer est un peu moins mauvais ; je ne dis pas que ce soit bon ou utile !

Comme il a été déjà dit, on doit manger lentement, posément et tranquillement ; les aliments seront introduits dans la bouche en très petite quantité à la fois, ils seront mâchés d'une manière complète et ne seront déglutis que lorsqu'ils auront atteints la consistance de la bouillie épaisse ou de la chair à saucisse. De temps à autre, lorsque la bouche devient sèche, lorsqu'il existe une sorte de fatigue dans les mouvements de mastication, on boira une ou deux gorgées de liquide. Cette boisson, appropriée à la situation des individus, à leur goût, à leur climat ou à leur estomac, doit être absorbée lentement, posément et avec tranquillité ; sa température ne devra être ni trop basse ni trop élevée ; si boire très frais est agréable, surtout pendant les grandes chaleurs, il peut en résulter des inconvénients dangereux, voire même des accidents graves ; non seulement de grandes quantités de boissons froides, mêmes glacées, n'appaisent pas la soif, mais encore pendant les repas, elles empêchent la régularité de la digestion, délayent dans une trop grande abondance de liquide les sucs gastriques et sont plus aptes à provoquer des vomissements et de la diarrhée que le rafraîchissement cherché. De plus, ces boissons entravent et neutralisent l'appétit. En hiver, boire chaud présente, à peu de chose près, les mêmes inconvénients ; avec cette habitude, l'appétit se perd, les digestions se font lentement et difficilement, la constipation survient et l'état de l'appareil digestif se trouble au grand détriment de la santé.

A part les cas pathologiques ou spéciaux qui nécessitent l'avis du médecin, c'est à la température de la cave que l'on doit boire les liquides servis aux repas ; ces boissons, quelles qu'elles soient, seront toujours prises d'une façon restreinte, suffisante pour désaltérer et aider la digestion, insuffisante pour causer des désordres organiques.

C'est dans un juste milieu également qu'il faut rester à table. Manger à la hâte et rester des heures assis le ventre à table sont deux mauvaises habitudes dont l'estomac ne tarde pas à ressentir les funestes conséquences. A part le premier repas du matin qui, selon sa composition, peut être pris au lit, debout ou assis et qui ne nécessite que quelques minutes pour être absorbé, il faut consacrer une bonne demi-heure au repas de midi et trois quarts d'heure au repas du soir. Le temps que l'on passe à table ne doit pas être uniquement destiné à manger, c'est aussi un moment de repos passager que l'on accorde au corps pour le délasser ; c'est une trêve légère qui vient détendre les soucis de l'esprit, qui calme l'activité corporelle et c'est à ces multiples points de vue qu'il est nécessaire, voire même indispensable, d'accorder aux repas une durée suffisante. Au contraire, prolonger la station « le ventre à table et le dos au feu » est malsain ; l'estomac et le cerveau se congestionnent, le corps s'immobilise et, le tabac et l'alcool aidant, il en résulte pour l'organisme une réplétion qui n'est pas sans danger, surtout quand ces excès se répètent tous les jours.

Immédiatement après le repas, repas pris dans un endroit jouissant d'une température modérée aussi bien en hiver qu'en été, l'hygiène commande de prendre un léger exercice ; la promenade, d'un pas tranquille et distrait, est le meilleur des digestifs, surtout pendant la bonne saison. En temps de pluie ou de frimas, lorsque les individus sont de profession sédentaire, une conversation, une allée et venue de chambre à chambre, une distraction quelconque sans fatigue du corps ou de l'esprit, seront utiles. En tous cas, il n'est pas sain de se mettre à lire ou à écrire immédiatement après le repas ; lire en mangeant est également nuisible. Ce n'est que lorsque la digestion commence à se faire, une demi-heure ou trois quarts d'heure après avoir mangé, que l'on peut se mettre à l'ouvrage ; d'ailleurs l'habitude joue ici un grand rôle et certaines personnes peuvent passer de la table à l'établi sans transition et ne se trouver gênées en rien ; néanmoins cette manière d'agir n'est pas prudente, car tôt ou tard, les affections d'estomac viennent faire payer cher ces écarts irraisonnés. Après le repas du soir, un peu d'exercice, pendant un certain temps, avant de se mettre au travail, est de toute nécessité, surtout chez les personnes déjà âgées et ayant des tendances à l'embonpoint.

Doit-on dormir après avoir mangé ?

Cette question a été soulevée et discutée depuis des années innombrables sans que l'on ait pu arriver à être d'accord. Si chez l'enfant du premier et du deuxième âge, ainsi que chez le jeune adolescent, dormir immédiatement après le sein ou le biberon est chose normale, ou se coucher au sortir du réfectoire ou de la table familiale est la coutume journalière et n'entraîne ni chez l'un ni chez l'autre, aucune gène, ni aucun accident, chez l'adulte et surtout chez les vieillards il n'en est pas ainsi et pour la majeure partie d'entre eux, la sieste *post prandium* doit être absolument proscrite. Si la digestion, pendant le calme et le repos du sommeil, se fait avec plus de régularité et plus d'activité, cette action physiologique se répercute sur le cerveau qu'elle congestionne, elle le prédispose à des torpeurs préjudiciables et conspire insensiblement pour amener l'apoplexie à date certaine. Se baser sur le sommeil des enfants et des animaux pour adopter chez l'adulte ces règles de conduite est appréciation injuste; on ne peut admettre une telle analogie de faits et il faut considérer cette habitude chez les adultes et à plus forte raison chez les vieillards comme *funeste* au plus haut point à l'intégrité des fonctions digestives d'abord et ensuite comme néfaste pour le cerveau en lui créant des imminences morbides redoutables.

Deux circonstances qui ne sont pas sans exercer une influence considérable sur les fonctions digestives et sur les résultats de la nutrition, ce sont la manière dont sont préparées ces substances alimentaires et la façon dont ces aliments sont assaisonnés.

Un met quelconque, d'une vulgarité et d'une banalité complète, telle la tranche de bœuf rôtie connue sous le nom de beafsteack, qui toujours préparée dans les mêmes conditions finit à la longue par couper l'appétit le plus vif et écœurer l'estomac le plus robuste. peut avec des accommodements variés, nouveaux et différents, paraître sur la table matin et soir pendant des mois et des mois, être mangé avec satisfaction et provoquer même les désirs les plus intenses. L'accoutumance est ici masquée par l'attrait de la préparation culinaire, la répétition est dissimulée par le fait même de la variété de l'assaisonnement et l'appétit reste toujours le même sans être émoussé par la présentation indéfinie de l'éternelle tranche de bœuf rôtie.

Certains aliments, répugnants parfois à l'état naturel, deviennent d'une exquisité et d'un savoureux parfaits quand ils ont été soumis à l'action d'une préparation culinaire appropriée. Non seulement l'accommodement peut donner à de nombreuses substances un éclat spécial, mais encore il peut transformer du tout au tout leur composition chimique et de ce fait devenir complètement assimilable.

De toutes les préparations culinaires en usage dans

notre pays, la plus répandue est la *cuisson*, c'est-à-dire l'action plus ou moins prolongée du feu sur une substance alimentaire, soit directement, soit indirectement.

La cuisson provoque une *sapidité* plus intense ; la digestibilité est plus accentuée; de plus elle détruit les germes que peut contenir l'aliment ; néanmoins, cette cuisson portée à une température trop élevée détruit la saveur et la digestibilité de l'aliment et lui enlève même son appétance. Cette cuisson peut s'obtenir de deux façons et, au point de vue nutritif même il existe une différence notable selon que la substance a été *bouillie* ou *rôtie*. La plupart des viandes subissent l'une ou l'autre de ces préparations avant d'être consommées ; quelques-unes sont également soumises à l'*étuvée*; quelques autres sont mangées *crues*.

Les végétaux subissent aussi la cuisson avant d'être absorbés ; un grand nombre sont mangés crus ; il en est qui sont également soumis à la *dessication*, à froid ou à chaud, avant d'être utilisés.

La viande *bouillie* perd, par cette préparation, presque tous ses principes nutritifs ; elle a une saveur peu prononcée, abandonne une grande quantité de sa finesse et, peu appétissante, est lourde à digérer, devient filandreuse et se mâche difficilement.

Rôtie, surtout quand sa surface est brusquement portée à une température élevée, la viande gagne en succulence, un perd rien de son pouvoir nutritif et conserve dans son intérieur tous ses sucs et leur sapidité. Ces mêmes qualités existent quand la cuisson s'effectue sur le *gril* ou à l'étuvée.

Un grand nombre d'affections contagieuses pour la plupart, pouvant se rencontrer dans les chairs des animaux destinés à l'alimentation de l'homme, la cuisson seule a, en grande partie, le pouvoir d'atténuer ou de détruire leurs germes nocifs et contagieux et de les rendre à peu près inoffensives; à ce point de vue l'ébullition est une bonne sauvegarde, supérieure ; au rotissage. Parmi ces affections la tuberculose, la ladrerie, l'hélminthiase, la trichinose se rencontrent chaque jour et, malgré l'inspection des viandes, peuvent se trouver dans la consommation, et manger ees chairs crues, serait s'exposer à contracter ces maladies. D'autres maladies virulentes, moins dangereuses et non contagieuses par l'ingestion de leurs germes se rencontrent aussi chaque jour avec la même fréquence; les viandes, contaminées par suite de ces germes infectieux, doivent être également soumises à l'action d'une température élevée pour être purifiées et être ingérées sans danger.

Si quelques fruits, légumes, racines et graines sont des aliments que l'on mange crus, un très grand nombre demande au contraire l'action de la chaleur avant d'être absorbé. Cuits, ces aliments sont plus savoureux, plus digestibles et plus nourrissants, certains d'entre eux livrent à la nutrition leurs principes assimilables; d'autres transforment leurs éléments constitutifs en matières alimentaires de haute valeur, en laissant leur tissus inutiles dans les résidus de leur cuisson; enfin les germes parasitaires ou nocifs qu'ils contiennent ou les matières contagieuses qui les souillent sont détruits par le fait même de l'action calorique. Ces végétaux peuvent être également bouillis, rôtis, séchés au four ou à l'étuvée ou simplement à l'ardeur des rayons solaires.

D'autres préparations culinaires ont été employées pour la facilité de l'alimentation et la conservation des aliments; la *salaison*, le *boucanage*, la *dessication*, sont les moyens les plus usités dans les ménages; dans le commerce, on trouve sous le nom de *conserves alimentaires*, des aliments, tirés des animaux et des végétaux, préparés avec une très grande perfection d'après les méthodes d'Appert, renfermés dans des vases hermétiques de verres ou de fer blanc On peut également conserver certains aliments soit dans l'alcool, soit dans le vinaigre, soit dans la graisse fondue. Ces préparations, qui peuvent se conserver pendant de grands laps de temps, sont d'une utilité incontestable et ne gênent en rien l'organisme quand on n'en fait pas un usage immodéré et quand ils n'ont pas subi de fermentation putride.

Comme je l'ai dit plus haut, l'alimentation pour être utile doit être *variée*. Or, il est admis, que l'homme adulte, en bonne santé, travaillant de façon moyenne, a besoin, par vingt-quatre heures, pour conserver sa santé et entretenir le bon fonctionnement de son organisme d'une certaine quantité d'aliments que l'on nomme la *ration d'entretien*.

Or, l'on sait que les aliments ont une composition différente, qu'ils contiennent des éléments ternaires ou quaternaires en quantité diverse, et qu'il est *très peu d'aliments complets*, c'est-à-dire composés de principes nutritifs en quantité suffisante pour permettre à eux *seuls* de fournir à l'organisme les matériaux indispensables à son évolution. Donc la ration alimentaise, pour être utile, doit être composée d'aliments de différente nature ; pas un seul aliment, à part le *lait*, pris exclusivement, ni la viande, ni le pain, ni les œufs, ni les légumes, ne pourraient entretenir la vie. De là, la nécessité des associations d'aliments, de la variété du régime alimentaire et de l'impérieux besoin de se nourrir de substances différentes, selon leur puissance nutritive respective et leur valeur absolue.

Nous avons vu jusqu'ici la nature générale des aliments et les règles de l'alimentation tant au point de vue de lh'ygiène qu'au point de vue de la nutrition ; maintenant nous allons passer en revue les principaux aliments susceptibles de former la nourriture de l'homme en les classant selon leur origine et leur digestibilité.

Nous ferons remarquer, en outre, qu'il ne sera question des *Boissons* que dans le volume qui fait suite à cet opuscule, dans lequel on trouvera également le bouillon, le lait et ses dérivés, les fromages.

III

Les Aliments.

1°. *Farineux faciles à digérer.*

De nombreux aliments groupés sous le nom de *farineux* parce qu'ils ont l'aspect la consistance et les propriétés de la farine et qu'ils sont produits par la pulvérisation ou la mouture de graines ou d'autres parties de végétaux, entrent dans l'alimentation journalière.

Les plus usités, qui renferment des éléments adoucissants, nutritifs et faciles à digérer, sont les suivants :

Le *Salep*, nom donné aux bulbes désséchés d'un grand nombre d'orchidées, est une substance très agréable et très nourrissante ; il forme une masse irrégulière, demi-transparente, dure, jaunâtre, à odeur faible, d'une saveur douce et mucilagineuse. C'est un mets très nutritif et qui est employé avec succès chez les convalescents ; 30 *grammes* suffisent pour nourrir un adulte pendant vingt-quatre heures ; en Perse, en Turquie et en Afrique on en fait un usage journalier ; il peut être cuit dans du lait, du bouillon gras ou maigre, il se gonfle dans cette préparation et ressemble au sagou ou au tapioca de nos ménages.

Dans le commerce on trouve du salep indigène qui vient du Nivernais. Cette substitution n'offre aucun inconvénient.

L'*Arrow-Root* (mot anglais qui signifie racine à flèche parce que cette plante sert à guérir les blessures faites par les flèches) est une fécule que l'on retire des racines de différentes plantes qui croissent aux Antilles. Pour l'obtenir on râpe cette racine en ayant soin de laisser tomber la pulpe dans l'eau ; on la lave et on recueille ensuite ce dépôt de fécule. La farine d'arrow-root est nacrée, transparente, douce au toucher et craque sous les doigts comme l'amidon. C'est un aliment léger, agréable au goût et assez nutritif ; il se prépare comme le salep. C'est une substance que l'on falsifie fréquemment dans le commerce en y mélangeant de l'amidon en proportion variable.

Le *Sagou* est une fécule extraite de la moelle de différents palmiers, du genre sagoutier, qui nous vient des îles Moluques et de la Nouvelle Guinée. On le trouve dans le commerce sous trois espèces : le rose, le gris et le blanc ; ces deux dernières sont les plus délicates. Il se présente sous forme de petites masses irrégulières, dures et assez homogènes. Pour le commerce, on lui fait subir une préparation spéciale et il est souvent falsifié avec de l'amidon ; c'est un aliment léger, nourrissant et agréable. On en prépare des crèmes, des gelées et des potages avec du lait, du bouillon gras ou maigre – ou même avec de l'eau pure. C'est un excellent aliment pour les convalescents.

Le *tapioca* ou mieux *tapioka* est une fécule que l'on retire de la racine du *manioc* qui contient un suc très vénéneux dont les indigènes du Brésil avaient déjà su la débarrasser pour en retirer un aliment de grande valeur. On rencontre différentes sortes de tapiocas dans le commerce ; tous sont des aliments légers, nourrissants, se digérant très bien et agréables au goût ; ils s'emploient en potage, en crème, en gelée ; on peut également les mélanger au vin, au jus de citron, aux fraises, etc , et en toutes ces préparations ils offrent un aliment salutaire pour les malades, les convalescents et les enfants. Le *couaque*, la *cassave*, la *moussache* ou *cipipa* sont des variétés de tapioca, variétés obtenues par suite de manipulations différentes. Quoique d'une abondance extrême, le tapioca est sujet à de nombreuses falsifications.

La *fécule de pomme de terre* est retirée des tubercules arrondis qui croissent sur les racines d'une plante herbacée connue de tout le monde, vivant sous tous les climats, appartenant au genre *solannées*. Cette fécule, très recherchée comme aliment surtout chez les malades et les convalescents, ainsi que par les personnes délicates, sert à faire des potages au gras, au maigre, au lait, des pâtisseries, des entremets et des desserts sucrés ainsi que des crèmes, des gelées, des bouillies plus légères que celles faites avec la farine ordinaire. Cette fécule, très agréable au goût, très délicate et d'un prix peu élevé, est supérieure aux autres fécules exotiques tant vantées et mériterait une place plus honorable que celle que l'on a la mauvaise habitude de lui réserver.

Le *gruau d'orge* ou orge perlée et le *gruau d'avoine* sont deux farines que l'on rencontre journellement dans l'alimentation infantile ; l'orge et l'avoine en grains, dépouillées de leurs balles flottantes constituent cet aliment. C'est surtout en Hollande que l'on prépare l'orge perlé en décortiquant sa graine au moyen d'un moulin spécial ; la même opération se pratique également sur les graines d'avoine. Le commerce nous donne cette fécule sous la forme de petits grains blancs, arrondis et lisses à leur surface ; elle sert à préparer des potages, des crèmes et des bouillies ; pour les enfants en bas âge, cette farine d'orge ou d'avoine est d'une haute valeur nutritive et forme la base d'un grand nombre de préparations pharmaceutiques. Chez les adultes, les bouillies de farine d'avoine ou d'orge au lait ou au bouillon gras, rendent d'immenses services et sont d'une grande ressource chez les convalescents et les malades qui souffrent de l'estomac ou des intestins.

A côté de ces substances, on peut placer la *semoule*, les *pâtes* dites d'Italie, le *vermicelle*, le *macaroni*, les *nouilles*, le *chochina*, qui sont des aliments d'usage journalier et qui sont préparés avec la plus belle farine de froment, du sel et une légère quantité de safran. Ces pâtes alimentaires sont employées soit dans les potages, soit cuites à l'eau et assaisonnées de différentes façons, soit comme garniture. Ce sont des aliments sains et nourrissants, mais qui demandent à être conservés dans des locaux secs, aérés et à l'abri de l'humidité ou de la chaleur, car ils prennent facilement un goût de rance et de moisi.

Le *riz* est un grain d'une graminée originaire d Ethiopie appartenant au genre d'*oryza*. Sous le rapport de son utilité alimentaire, le riz est de toutes les plantes connues la plus précieuse pour le genre humain, et l'on peut affirmer que les trois quarts des peuples s'en nourrissent ; le blé, pourtant si répandu, ne peut être mis en parallèle avec lui.

Chez nous, le riz n'est qu'une nourriture accessoire ; le pain et la pomme de terre lui sont préférés.

On en prépare des potages, des bouillies, des gâteaux, des gelées ; on le fait cuire à l'eau, au lait, au café ; on l'accomode avec la viande, les volailles, le poisson ; il entre enfin dans la composition d'une quantité de mets, d'entremets, de relevés et de desserts ; on l'emploie également réduit en poudre. De digestion facile, le riz est un aliment nourrissant et sain qui convient aux estomacs délicats et faibles, aux malades et aux convalescents.

Le riz n'échauffe pas, ne resserre pas et ne constipe pas comme on a la coutume de le prétendre ; il calme l'irritation de l'intestin et comme il est très assimilable, il donne très peu de matières à la défécation.

Le riz est cultivé dans de nombreuses régions ; mais les plus réputés sont ceux de la Caroline et du Piémont, qui contiennent de très grandes quantités de fécule (96 0/0).

La *farine de froment* ou de blé est, pour toute l'Europe, le produit le plus précieux de toutes les céréales. Le blé est produit par une graminée, le *triticum*, qui offre un grand nombre de variétés et donne des différences considérables dans la farine qui en résulte. Les grains de blé, réduits par la mouture, forment la *farine* et le *son*. L'abondance et la qualité de la farine sont variables et subordonnées à l'état de l'atmosphère, des récoltes et du rendement du blé ; réduites à une production moyenne en certaines années, par contre certaines autres années voient une récolte surabondante survenir et contrebalancer les temps de disette ou de moins-value. On récolte annuellement en France huit milliards de kilogrammes de blé, ce qui donne, en farine panifiée, une moyenne journalière de cinq cents grammes par habitant ; d'où la nécessité de s'adresser à l'importation coloniale ou étrangère.

La farine du blé sert à faire le pain ordinaire, le pain azyme ou pain d'hostie, pain à cacheter, les biscuits, le biscuit de mer, les pâtes alimentaires, la bouillie, les pâtisseries et entre dans la composition de nombreuses sauces, roux, liaisons et d'innombrables préparations culinaires.

Autrefois les anciens mangeaint parfois le blé grillé ou rôti et ils en préparaient une liqueur appelée *alica*.

La farine, pour être saine et nourissante, doit être fraîche ; en vieillissant elle s'altère, s'échauffe, fermente et fait de mauvais pain ; de plus, elle est souvent infectée par de nombreux organismes inférieurs. A l'état normal, la farine est souvent mélangée avec de la farine de nielle, de blé de vaches ; on l'adultère frauduleusement avec de la craie, du plâtre, de la fécule de pomme de terre, des haricots, etc. ; si ces additions volontaires ou involontaires sont sans danger pour la santé, il n'en est pas de même avec l'*ivraie,* avec l'*ergot* ou avec les *blés noircis* par la bruine et la carie, qui peuvent occasionner des maux de tète, des étourdissements, des convulsions, de la paralysie ou de la gangrène. Le plâtre, le grès, les oxydes de fer et de cuivre, la chaux, le talc, la magnésie, l'oxyde de zinc, et des farines de différentes sortes peuvent être incorporés à la farine de froment soit accidentellement, soit par fraude. De tels mélanges attaquent tout à la fois et la bourse du consommateur, et sa santé, et son existence, puisqu'ils détruisent ou diminuent la qualité nutritive de la farine.

La farine contient du *gluten*, de la fécule, du sucre, une matière résineuse et des sels en quantité variable. Le gluten, partie essentiellement nutritive de la farine, est plus considérable dans le froment que dans le seigle, que dans l'orge et que dans l'avoine, il varie de 22 1/2 0/0 à 8 3/4 0/0 selon les lieux de la production et la qualité des céréales.

Enfin, la farine de blé ne doit être employée dans les usages domestique qu'un mois après sa fabrication ; utilisée avant ce temps, elle donne lieu à des diarrhées rebelles et n'est pas aussi facile à digérer.

Le *cacao,* nom vulgaire du cacaoyer est produit par une graine dont la pulpe broyée entre dans la préparation d'un aliment de haute valeur, le chocolat ; une autre partie de cette pulpe forme le beurre de cacao, aliment très nutritif, également ; le *racahout,* qui contient du cacao et du sucre, est aussi une fécule industrielle assez nourrissante ; nous reparlerons de ces deux aliments dans le volume consacré aux boissons.

2°. *Farineux difficiles à digérer.*

Le *maïs,* ou blé de Turquie, d'Inde et d'Espagne, est une graminée originaire d'Amérique, ou d'Egypte, ou d'Italie ; plus répandue que la culture du blé, du seigle ou du sorgho, cette plante est, dans certaines contrées, la base de la nourriture de l'homme et des animaux, et présente de nombreuses variétés. La grande quantité de fécule contenue dans le maïs explique sa valeur nutritive et alimentaire ; la farine (qui contient parfois 80 0/0 de fécule) est d'un jaune pâle, plus spongieuse et plus grasse que celle du froment ; son odeur est spéciale et sa saveur légèrement amère. Le maïs sert à faire un pain noir, visqueux et peu levé ; mélangé à d'autres céréales, il forme un produit plus appétissant. C'est surtout en *bouillie* que la farine de maïs est utilisée ; elle forme la *polenta,* les *gaudes* avec du lait ou de l'eau, du sucre ou du sel, du beurre ou de la graisse ; elle sert également à la confection de gâteaux et de galettes estimées, de gaufres, de pâtes, de vermicelle, etc., etc. Dans certaines régions, la farine de maïs sert de principal aliment.

Le maïs, en qualité d'aliment, jouit d'une heureuse réputation ; les gens qui s'en nourrissent sont plus forts, plus grands, plus lestes, plus robustes que ceux qui s'alimentent avec du seigle, de l'orge ou du sarrasin ; les femmes sont mieux constituées, les nourrices ont la lactation plus abondante et les enfants évoluent avec plus de facilité. Les individus qui font usage de maïs en grande quantité, n'ont ni calculs ni affections vésicales, ni nervosisme, ni maladies rhumatismales ;

par contre, ils peuvent être atteints de diarrhées, de dysenterie, d'engorgements abdominaux et surtout de *pellagre*, affection occasionnée par la présence sur le maïs et dans sa farine d'un champignon spécial produisant le *verdet* ou *verderame*.

En tous cas, le maïs, est un aliment sain, très nourrissant, d'une haute utilité alimentaire, mais difficile à digérer.

La *pomme de terre* que tout le monde connaît, est un aliment vulgaire dont on fait partout usage ; son lieu d'origine n'est pas exactement connu ; mais elle fut importée d'Amérique en Angleterre en 1586 par Sir Walter Raleigt ; il fallut en France arriver jusque vers l'année 1760 pour que son usage fut connu et admis, grâce aux efforts de Parmentier, de Turgot, de François de Neufchâteau et du Cadet de Vaux ; les préjugés populaires des villes et surtout des campagnes furent difficiles à déraciner et ce fut avec peine que l'on put arriver à les vaincre !

Les variétés nombreuses des pommes de terre ont été classées selon la couleur ou la forme des tubercules ; il y en a de *blanches*, de *jaunes*, de *rouges*, de *violettes*, de *noires*, de *courtes*, de *longues*, de *grosses*, etc. etc. ; les premières sont peu recherchées ; les violettes et les noires sont âcres, véreuses et peu féculentes ; les rouges, de grosseur moyenne, sont celles que l'homme préfère pour sa nourriture.

La pomme de terre peut être accomodée de toutes les façons, elle peut remplacer même le pain, quoique étant moins nourrissante que cet aliment de premier ordre ; souvent même on ajoute de la pomme de terre cuite à l'eau et écrasée dans le pain ; cette addition faite à poids égal, farine et pomme de terre, donne un produit plus frais et plus savoureux, mais plus compact et plus lourd à digérer. Desséchée, concassée et préparée de certaines manières, on peut obtenir avec la pomme de terre des espèces de gruau, de polenta, de sagou, de riz, de vermicelle, etc., qui s'emploient à la place de ceux-ci sans trop de désavantage. La pomme de terre peut être encore mangée comme légume et on l'arrange de mille manières ; on la mange cuite à l'eau, au lait ou au bouillon ; sous la cendre, à l'étuvée, ou au four ; on l'assaisonne au gras, au maigre, au sucre, au sel, à l'huile, au vinaigre, au beurre, etc., etc. ; on la mange en salade, en friture, en purée, soit seule, soit avec de la viande froide ou chaude, avec d'autres légumes ou des condiments. Enfin on en fait des tartes, des gâteaux, des soufflés, des bouillies, etc. ; en tous ces mets, elle est toujours délicieuse, saine et nourrissante, mais parfois difficile à digérer, surtout chez les estomacs délicats.

Le *millet*, plante de la famille des graminées, ne sert pas seulement aux oiseaux, l'homme en fait également une certaine consommation, surtout dans quelques régions pauvres du Midi où on le fait cuire avec de l'eau, du sel, du lard ou du beurre et quelques aromates. Il s'emploie également en galette et en gâteaux. Autrefois il était également le mets habituel des habitants pauvres des Gaules et de la Campanie. C'est un aliment peu nourrissant.

Le *blé noir* ou *sarrasin* est cultivé dans plusieurs contrées de la France. La farine que produit cette polygonée est grisâtre, assez riche en gluten et assez nutritive ; avec cette farine on fait un pain noirâtre, lourd, difficile à digérer, assez nourrissant toutefois, mais qui ne convient qu'aux robustes estomacs de la Bretagne, du Dauphiné et de la Bourgogne. On en fait également des bouillies, des gaudes, des crèmes, des tartes qui se mangent avec du lait et qui ont un goût assez agréable.

Le *seigle* donne une farine grisâtre et fournit un pain bis, mat, frais, gras, assez savoureux, d'une odeur très agréable qui peut se maintenir frais pendant une semaine, mais moins nutritif et moins digestible que celui de farine de froment ; il rafraîchit, facilite les évacuations, mais provoque souvent des aigreurs d'estomac et quelques diarrhées. Le plus souvent il est fabriqué avec un mélange de froment et de seigle et forme alors le *pain* dit de *ménage* si en usage dans les campagnes, pain frais et agréable, plus nourrissant et plus digestible que le pain de seigle pur. Les seigles de mauvaise qualité donnent des farines malsaines qui provoquent des coliques, des diarrhées, des entérites ; parfois le seigle *ergoté* s'y rencontre et alors les accidents sont encore plus graves, tels que gangrène des extrémités, des membres inférieurs et cyanose généralisée. Aussi la fabrication de ce pain est-elle à surveiller, car un pain contenant le cinquième de son poids d'ergot finit par conduire à la mort. Avec le froment, le seigle forme le *méteil*.

Les *lentilles* sont d'une consommation courante et forment un aliment sain, nutritif et à bas prix ; on les mange entières ou en purée, seules ou avec du porc. du veau ou du bouilli ; on les prépare également en salade, en potage, en ragout et servent aussi de garniture. Les lentilles sont plus légères et moins venteuses que les haricots ; on doit les éplucher avec soin, les choisir entières et non piquées par un insecte appelé *cochon* ou *gousson* qui, dans les années pluvieuses et dans certaines contrées, les dévore en partie en y insinuant des œufs.

Les *fèves des marais* sont produites par une légumineuse originaire de Perse, qui est de nos jours cultivée dans toute l'Europe. Cette fève se mange fraîche ou sèche et elle se sert sur les tables en potage, en purée, en salade, en sauce ou avec des viandes, elle peut également être réduite en farine et être mêlée au pain. Les Romains connaissaient le pain de fèves. C'est un aliment sain, assez nourrissant, mais un peu lourd à digérer pour les estomacs faibles.

Le *haricot* est également produit par une légumineuse originaire d'Asie ; elle se cultive chez nous depuis un temps immémorial Les variétés du haricot sont nombreuses et ont des formes et des couleurs différentes ; l'espèce la plus recherchée est celle de Soissons ; celle de Clamart vient ensuite

Le haricot se mange frais ou sec ou en gousse ; ce dernier est le *haricot vert*. Sous toutes ses formes, le haricot est un aliment sain, agréable, nourrissant et se prêtant à toutes les préparations culinaires possibles. Réduit en poudre ou en farine, le haricot peut encore servir à faire du pain, des galettes et des purées ou des potages.

Le haricot sec est flatulent, lourd et indigeste, échauffant et laxatif, mais ces inconvénients s'observent de préférence chez les individus faibles, sédentaires, âgés et fatigués ; toutefois le haricot rouge cause moins de borborygmes que le haricot blanc ; le haricot mangé en vert est également peu flatulent.

La *châtaigne* est un aliment sain, nutritif et abondant ; sa digestibilité seule laisse à désirer; des pays nombreux en font néanmoins leur principale nourriture et ne s'en portent pas plus mal pour cela.

On fait cuire la châtaigne à l'eau, à la vapeur, au cidre, au vin, sous la cendre ou dans des poêles trouées ; dans ces cas elle est sèche ou molle. Desséchée, on peut la conserver pendant des années ; râpée, elle fait une farine assez délicate, très bonne dans les potages, les purées et les bouillies et entre dans la composition du chocolat. Une espèce améliorée par la culture et répandue dans la Provence et les environs de Lyon, sert à la confection des *marrons* glacés et à la garniture interne des volailles. C'est la *truffe* du pauvre.

L'*orge* peut servir à préparer une farine assez répandue dans les classes pauvres pour fabriquer un pain gris, épais, grossier, lourd et d'une digestion des plus pénibles ; ces qualités sont devenues proverbiales et « *grossier comme du pain d'orge* » résume la valeur de cet aliment qui, malgré son qualificatif, est nourrissant ; il tient au corps et était l'aliment des Romains et des gladiateurs antiques.

L'*avoine* a les mêmes propriétés que l'orge et il en a été parlé aux paragraphes *gruaux* du chapitre précédent.

3°. *Légumes frais faciles à digérer.*

D'une façon générale, les légumes frais ou herbacés sont peu nourrissants ; ils sont néanmoins très recherchés, surtout pendant les saisons chaudes, comme rafraîchissants ; en hiver, on peut également manger des légumes conservés frais par des méthodes particulières ; mais ils sont meilleurs frais. Les légumes destinés à l'alimentation doivent être tendres, murs, juteux et fondants et, avec ces qualités, on peut les accommoder de mille manières. Cuits à l'eau, au beurre, à l'huile ou à la graisse, on les associe encore avec des viandes noires ou blanches, avec d'autres préparations culinaires et partout ils sont toujours agréables ; crus, ils sont également ingérés avec plaisir et ce plaisir est encore plus grand quand, dans l'un et l'autre état, ils sont présents sur les tables avant l'époque fixée par la nature ; les *primeurs* doublent la jouissance visuelle et gustative, mais non la valeur nutritive.

Comme pour les farineux, nous allons examiner les principaux légumes herbacés au point de vue de leur digestibilité.

Les *épinards* sont des légumes originaires d'Orient qui se cultivent dans tous les potagers et qui persistent verts et frais, pendant tout l'hiver. Ils constituent un aliment léger, très peu nourrissant et qui est rendu presque intact avec les matières fécales, colorées en vert de ce fait. On les prépare au jus, au lait, au beurre, à la crème, au sucre, au gras ou au maigre, soit encore avec des viandes blanches ou en salade. Cuits à plusieurs reprises dans du beurre, ils sont plus nutritifs, mais par contre ils sont plus indigestes.

La *bette et la poirée*, plantes de la même famille que les épinards se mangent comme eux ; on les associe le plus souvent à l'oseille à cause de la fadeur extrême de ces feuilles peu nutritives, mais très laxatives. La poirée fait le *bouillon aux herbes* que l'on a l'habitude d'ingérer après une purgation.

L'*arroche* se mange comme les épinards ; il en est de même du *pourpier* ; ils ont les mêmes propriétés laxatives et peu nutritives.

La *chicorée* fournit plusieurs variétés de substances alimentaires usuelles ; les principales sont les *scaroles*, les chicorées *douce*, *blanche*, *frisée*, la *barbe de capucin* et l'*endive* ; toutes ces plantes sont mangées blanches, c'est-à-dire qu'elles ont perdu leur couleur verte et leur amertume par l'étiolement. On les sert crues, en salade, ou cuites au gras, au maigre, au lait, au sucre, avec de la viande ou d'autres légumes. Ce sont des plantes très saines, rafraîchissantes, très digestibles et agréables au goût et à l'estomac.

Il en est de même avec la chicorée sauvage qui croît sur les bords des chemins ; elle fait une excellente salade et agit comme excitant, tonique, amer et dépuratif.

La *chicorée* qui sert à renforcer le *café* n'est que la racine de la chicorée torréfiée et pulvérisée plus ou moins grossièrement. Cette *chicorée*, quand elle est *pure*, n'est pas nuisible ; elle donne un goût particulier au café, un arôme spécial qui est très agréable ; mais elle est parfois adultérée et devient de ce fait *malsaine*. Son usage doit être restreint.

La *laitue* qui dès l'époque romaine jouissait d'une haute réputation et qui était nommée l'*herbe aux sages* et *aux philosophes*, est un mets agréable, sain, rafraîchissant et un peu laxatif ; par la culture on produit trois variétés de laitues : la laitue *pommée*, le *chicon* et la laitue *frisée*. Chacune de ces races est mangée en salade toute crue, ou cuite, avec des viandes, des assaisonnements et des liaisons. On retire de la laitue un *suc* blanc, amer et visqueux, légèrement narcotique qui fait la base du sirop de Lactucarium, médicament assez utile dans les maladies de l'enfance.

L'*oseille* est une plante très vivace dont les feuilles vertes et tendres sont mangées cuites à l'eau et assaisonnées de plusieures manières L'oseille se mélange également aux épinards, à la poirée ou à la bette, à la laitue ou à la bonne-dame pour neutraliser son acidité parfois trop énergique ; on peut l'adoucir également par une cuisson appropriée.

Mangée avec abondance et pendant un temps prolongé, l'oseille peut gêner la vessie et les reins en facilitant la formation des calculs d'oxalate de chaux ; prise au contraire avec modération, elle est diurétique, laxative et antiscorbutique ; elle forme la base du bouillon d'*herbes* avec la bette et la poirée.

Il faut éviter de laisser l'oseille, cuite ou crue, dans des ustensiles de cuivre ; il se forme de l'oxalate de cuivre qui peut être dangereux ; il en est de même avec les conserves d'oseille dans la graisse ou le beurre fondu.

L'*asperge* est un mets des plus recherchés et des plus exquis, mais on ne doit en faire usage qu'à la condition d'avoir les reins et la vessie en bon état ; il est diurétique, très facile à digérer et un peu nutritif ; l'asperge, qui doit être mangée très fraîche, se prépare, après cuisson, à la vinaigrette, à la sauce blanche, en omelette, à la crème, avec une liaison, ou à la sauce rousse.

Après l'ingestion des asperges, l'urine prend une odeur repoussante et qui peut persister pendant longtemps. Cette odeur s'atténue et disparaît en versant au fond du vase de nuit qui contient l'urine nauséeuse, une certaine quantité d'essence de térébenthine. On obtient à peu près le même résultat avec le vinaigre ou l'acide chlorhydrique.

Le *cardon* est une plante vivace très répandue dans le midi de la France, dont on mange les pétioles, cuits à l'eau et assaisonnés ensuite à toutes les sauces ; ils servent également de garniture. Peu nourrissants, fades au goût, les cardons sont surtout recherchés pour leur vertu aphrodisiaque, vertu très contestée d'ailleurs.

Les *choux fleurs* et les *brocolis* sont très estimés comme aliments ; ils subissent la cuisson et sont préparés à de nombreuses sauces ou sont confits dans du vinaigre et servent de condiments ; très nourrissants (grâce surtout aux accommodements), ils sont parfois lourds à digérer par les estomacs délicats et provoquent une abondante flatulence.

Le *chou de Bruxelles* est moins recherché que les précédents; très agréable au goût, très digestible. mais également flatulent, il se sert cuit à l'eau et accommodé au gras ou au maigre, dans des sauces variées et accompagne les viandes rôties, bouillies ou braisées.

L'*artichaut* jeune, tendre et frais est estimé par de nombreux individus, qui le mangent cru, avec du sel et du poivre ou à l'huile et au vinaigre ; un robuste estomac est nécessaire dans ce cas. Cuit à l'eau, il se mange également à l'huile et au vinaigre ou en sauce, ou frit ou avec de la viande rôtie. Le cul de l'artichaut est une des parties les plus fines de ce légume ; il se mange frais ou desséché et peut être employé à la confection de nombreux mets ; il est très délicat et convient aux convalescents, aux malades et aux estomacs débiles.

On ne doit manger, dans l'artichaut, que le receptacle ou *cul* et la *partie inférieure* des folioles; les fleurs et les soies qui forment ce que l'on appelle le *foin* ne se mangent pas... d'habitude.

Le *houblon* est quelquefois un mets assez recherché; on mange au printemps ses jeunes pousses, tendres et sucrées, qui sont assez agréables et qui forment pour les estomacs débiles un dessert fortifiant. Les *cônes* du houblon qui servent à la fabrication de la bière, sont mâchés quelquefois; ils donnent une sensation assez agréable à la bouche. Cuite à l'eau, la tige nouvelle de l'*ortie* jeune est un mets assez agréable, analogue à l'asperge.

Le *salsifis*, tendre, charnu, succulent, d'une saveur douce et d'une odeur fraîche, est un aliment assez agréable, facile à digérer et assez répandu; on mange sa racine cuite à l'eau, soit à la sauce blanche, soit dans des ragoûts, soit en friture, soit en beignet; ses jeunes pousses et ses feuilles sont quelquefois accommodés en salade; dans ce cas ils sont peu digestes.

La *carotte* que tout le monde connaît, n'est un aliment facile à digérer qu'autant qu'on la choisit jeune, tendre et fraîche; en vieillissant elle devient dure, coriace et indigeste. A part les petites carottes que l'on mange, comme condiments, macérées dans du vinaigre, la carotte ordinaire, de moyenne grosseur ou coupée en plusieurs morceaux, se présente à table cuite à l'eau, en sauce, en fricassée, avec de la viande, de la soupe, du potage, etc. Séchée et réduite en poudre, la carotte peut servir à faire des purées, des potages et même, en temps de disette, être utilisée avec la farine de froment, de seigle ou d'avoine pour la confection du pain.

La tisane de carotte est un remède populaire contre la jaunisse; comme cette tisane est diurétique et que la carotte elle-même, légèrement purgative et carminative, fait partie du régime végétal que l'on doit suivre pendant le cours de cette maladie, à ce point de vue, la carotte peut être utile; elle peut soulager l'ictère simple, voire même les coliques hépatiques, et, en tous cas, ne peut pas nuire à la santé.

Le *pois*, de la grande famille des légumineuses, est une plante cultivée partout à cause de sa bonté, de sa délicatesse et de sa parfaite valeur nutritive. A l'état frais, les *petits pois* sont un mets délicieux et très estimés, d'une digestion facile, peu flatulents et adoucissants, et se mangent, cuits à l'ëau, au beurre, avec de la viande, du sucre, du lait, de la crème, de la volaille (surtout des pigeons jeunes et des canards). Néanmoins certains organismes ne peuvent les supporter à cause des diarrhées, des coliques et des vents qu'ils provoquent.

Conservés selon la méthode d'Appert, les petits pois peuvent être mangés frais pendant toute l'année et peuvent apporter au loin leur savoureuse primeur, bien qu'atténuée par le fait même des préparations nécessaires à leur bonne conservation. Les petits pois frais peuvent également se conserver dans des bouteilles, dans de la graisse ou du beurre fondu.

Desséchés, et alors bien moins digestibles et moins agréables au goût, les petits pois sont encore une grande et précieuse ressource alimentaire ; on en fait des potages, des soupes, des purées, des bouillies, ou on les fait entrer comme garniture avec des viandes, du gibier ou des volailles.

Frais ou secs, les pois sont très nourrissants.

4°. *Légumes frais difficiles à digérer.*

Certains légumes frais ne peuvent être mangés que lorsqu'ils ont atteint leur maturité. Lorsqu'ils ont atteint leur croissance complète, les tissus qui les composent sont plus compactes, plus denses, leurs sucs sont plus épais, plus nutritifs ; mais par suite de ce développement, la digestibilité est moindre.

Comme pour les catégories précédentes, nous allons passer en revue ces différents légumes.

Le *panais*, très commun dans nos contrées et perfectionné par la culture, est un légume utile, agréable et nourrissant ; on doit le choisir gros, charnu, succulent et d'une odeur forte ; celle-ci devient, en cuisant, agréable et savoureuse ; il est employé dans le pot au feu comme condiment, avec les carottes et les navets, en ragoûts, en fricassées, et comme garniture avec la viande.

La *patate* est originaire d'Amérique, elle se cultive dans le midi de la France, mais cette patate indigène ne vaut pas la patate américaine ; elle est moins féculente, moins sucrée, se digère moins bien que la pomme de terre et est moins nourrissante.

C'est surtout la racine qui est comestible ; on doit la choisir rouge en dehors, blanche en dedans, farineuse et sucrée; ses feuilles peuvent être mangées comme les épinards. La patate, qui à tort est nommée topinambour ou pomme de terre dans certaines régions, se mange cuite sous la cendre, à l'eau, en ragoût ou avec des viandes.

Le *topinambour* est originaire du Brésil ; ses tubercules qui servent à la nourriture de l'homme sont fins, savoureux, et ont le parfum délicat du cul d'artichaut. Cet excellent légume est peu recherché chez nous ; c'est à tort, car il fait un fin manger, quoique peu digestible et flatulent. Il est suffisamment nourissant et s'accommode comme les pommes de terre ; de plus, sa culture peut s'effectuer dans n'importe quel terrain, il pousse partout avec abondance.

La *betterave* est cultivée pour sa racine qui acquiert parfois un poids de 10 à 15 kilos, et pour l'immense quantité de sucre contenu dans cette même racine. La betterave destinée à l'alimentation humaine est la betterave *rouge ;* petite, savoureuse, sucrée, elle forme un aliment sain, agréable, mais un peu lourd ; cuite à l'eau ou au four, elle se mange en salade, soit seule, soit avec accompagnement d'autres légumes, en ragoûts ou en garniture; ses feuilles, tendres et jeunes, se mangent également en salade. On conserve la betterave dans du vinaigre et elle peut être servie alors comme condiment.

Le *céleri* est l'*ache des marais* cultivé et amélioré ; ses sommités tendres et blanches sont recherchées comme condiment et assaisonnement; ses feuilles et sa tige se mangent également, soit crues, soit cuites ; en salade, en ragoûts, comme garnitures, il forme un mets appétissant, très agréable à cause de sa saveur forte et pénétrante, il jouit même de propriétés aphrodisiaques et est très considéré pour cette raison ; c'est néanmoins un légume échauffant, très indigeste et qui ne convient qu'aux estomacs solides. Il en est de même du *céleri rave.*

La *chicorée* que l'on a déjà vue dans la classe des légumes cuits faciles à digérer, est, à l'état de crudité et de maturité, de digestion difficile; il en est de même avec la *mâche* ou *doucette* et le *pissenlit* ; ces légumes sont doués d'une certaine amertume peu prononcée, mais agréable; ils se mangent en salade, cuits à l'eau et en garniture; la digestion, pour certains estomacs, est très laborieuse.

Le *cresson*, la santé du corps, a des propriétés toniques, dépuratives, antiscorbutiques et excitantes des plus complètes; aussi entre-t-il dans la composition de certains produits pharmaceutiques et dans l'alimentation humaine dans une large mesure On en fait une énorme consommation soit comme salade, soit comme assaisonnement, soit comme garniture, mais seulement à l'état frais. Le cresson très jeune est mangé en totalité ; plus avancé, on en choisit les feuilles les plus tendres; quelques rares et intrépides amateurs mangent aussi les tiges. Le *cresson alénois* est également fort recherché dans les assaisonnements et en salade.

Le *navet* est également recherché à différents points de vue. Il fournit une racine alimentaire très employée dans l'alimentation. Cuit, et dans sa primeur, le navet est sucré, facile à digérer, assez nutritif, mais très venteux; les petits navets sont plus fins, plus délicats et plus estimés que ceux qui sont d'un fort volume ; le goût est plus parfumé et sa cuisson est plus facile. Le navet, qui contient une assez grande proportion de sucre cristallisable, se mange en soupe, en friture, en sauce, et il se marie très bien avec certaines viandes, quelques volailles et surtout le mouton et le canard.

Le *chou* est un aliment précieux tant par les variétés nombreuses qu'il donne par la culture que comme denrée alimentaire. Bien que ce légume soit consommé en immense quantité, il est un aliment peu nourrissant, peu substantiel ; il n'a de la valeur nutritive que par la viande (bœuf, porc, mouton) qu'il accompagne ou par les éléments gras qui l'assaisonnent (beurre, crème, graisse) ; de plus, il est très venteux et produit des flatulences d'une odeur repoussante, grâce au soufre qu'il contient. Les estomacs faibles, les intestins irritables et aisément troublés par des digestions difficiles, devront s'abstenir de ce mets, agréable grâce à la façon dont il est préparé, mais indigeste.

Le chou *pommé* de St-Denis, pouvant peser 10 ou 12 kilos, est assez estimé ; le chou *cabage*, petit et très fin, est d'un goût plus agréable ; le petit chou *rouge* dont la couleur est d'un violet sale, sert comme aliment et comme médicament ; le chou d'*Allemagne* qui peut arriver à peser de 35 à 40 kilos, sert à fabriquer la *choucroute*, mets très estimé mais très indigeste pour d'aucuns ; enfin le chou *frisé* ou d'hiver dont les feuilles, attendries par les gelées, ont une saveur plus délicate et plus agréable que les autres espèces, telles sont les principales variétés du chou alimentaire dont la consommation est énorme, je le répète, malgré son peu de valeur nutritive.

Le *poireau* sert comme aliment et comme condiment ; c'est l'asperge du pauvre ; on l'emploie cuit avec des viandes ou avec le pot au feu, on en fait des ragoûts estimés, et, en sauce, il rivalise avec avantage avec l'asperge ; quoique venteux, c'est un aliment agréable et sain.

L'*oignon*, comme aliment et comme condiment est un des légumes les plus répandus et il se cultive dans toutes les régions habitées par l'homme. Autrefois, les Egyptiens en avaient fait leur Dieu ; de nos jours, on se borne à en faire un mets populaire ; cru, haché menu et additionné de sel, il se mange tel ou fait partie des vinaigrettes ; cuit, entier ou en morceaux épais, il fait partie intégrante des sauces relevées, des ragoûts, des purées, des farces ; on l'accommode avec toutes les viandes, les volailles, le gibier, les œufs, la crème, et il triomphe surtout fricassé avec le bœuf bouilli, sous le nom de *miroton*.

L'oignon (ou ognon) ne convient pas à tous les individus ; il est souvent indigeste, venteux, et provoque des crampes d'estomac ; de plus, il donne à l'haleine une odeur persistante, peu agréable pour soi-même et pour autrui. L'oignon blanc est très réputé comme pectoral et adoucissant dans les affections légères de la poitrine ; il s'emploie alors en tisane.

Les *radis* et les *raves* sont connus de tout le monde ;

la rave, ou *petite rave*, distinguée du radis par sa forme plus allongée et plus cylindrique se mange crue, comme hors-d'œuvre, avec du sel, du poivre, de la crème ou du beurre ; il en est de même du radis, racine ronde, plus ou moins volumineuse et de couleur rosée. De même que la rave, le radis est d'autant plus estimé qu'il est petit, tendre et moins piquant. Grâce aux semis et aux couches sous verre, on mange des raves et des radis en toutes les saisons. Légumes très agréables, mais très indigestes.

Le *radis noir* est une racine comestible, d'un volume variable, blanche à l'intérieur, noire à l'extérieur, à saveur âcre et piquante, à odeur forte et pénétrante ; son usage est très répandu et on le mange cru avec du sel, du poivre, de la moutarde et du vinaigre ou même dans l'huile et le vinaigre, au commencement du repas. C'est un excitant très indigeste qui n'est supporté que par les estomacs solides. Il jouit en outre de vertus antiscorbutiques et fortifiantes et entre dans la composition des dépuratifs.

La *morille* est un champignon pédiculé, ferme et spongieux que l'on trouve aux bords des fossés humides, en avril et en mai ; on la mange en ragoûts, au beurre frais, en sauces, dans des pâtés, dans du vol-au-vent, en assaisonnements, et dans toutes ces préparation culinaires, elle est agréable, délicate et recherchée pour son arôme ; c'est la truffe populaire

La *truffe*, aliment recherché par excellence, est très indigeste ; mais ce défaut est racheté par le parfum, la saveur et la suavité de ce tubercule qui entre dans la confection de tous les mets de haute distinction. C'est dans les terrains arides, argileux, rougeâtres et légers que se rencontrent les truffes ; il en existe trois variétés, fort différentes par leurs qualités sapides et nutritives : celles du Périgord, les plus belles et les plus estimées, à chair noire ; celles de la Bourgogne, blanches, moins odorantes et moins tendres ; enfin les violettes, truffes assez rares, d'un noir violet. La truffe doit se manger fraîche, car en vieillissant elle prend une odeur repoussante de vieux fromage et peut être dangereuse. Elle est aphrodisiaque et cette vertu lui fait une auréole spéciale qui ne détruit malheureusement pas sa lourdeur et son indigestibilité.

Les *champignons* les meilleurs ne valent rien ; s'ils jouissent anprès de certains individus d'une réputation imméritée de bonté, de saveur et de fin manger, ils sont toujours indigestes, ne nourrissent absolument pas et risquent d'empoisonner ceux qui en font usage.

A part les *champignons dits de couche* qui sont inoffensifs, d'une manière générale on doit s'abstenir de ces comestibles qui sont dangereux ou inutiles, et vouloir donner une différenciation entre le *bon* et le *mauvais* champignon. c'est risquer d'induire en erreur et de faire commettre des accidents.

5° *Fruits faciles à digérer.*

Les fruits, immense variété d'aliments de tout ordre et de toute nature, sont faciles ou difficiles à digérer ; c'est selon cette qualité que nous allons les étudier.

Les *raisins,* dont la culture se perd dans la nuit des temps, bien mûrs, bien nourris, d'une peau douce. mince et tendre, sont succulents, agréables au goût et légers à l'estomac ; frais, le raisin est un dessert exquis, bon marché et rafraîchissant ; sec, il est aussi recherché et fait partie des desserts d'hiver. Il est préférable, dans l'un et l'autre de ses états, de n'avaler ni les pépins ni la peau, parties difficiles à digérer.

Mangé en grande quantité, à jeun surtout, il purge énergiquement et sous le nom de *cure de raisin,* certaines personnes se livrent tous les ans, à l'époque des vendanges, à cette débauche de fruits ; en quantité moindre, il relâche le ventre et, selon les individus, se digère plus ou moins complètement.

Les variétés les plus estimées sont le *chasselas* de Fontainebleau, ainsi nommé parce que c'est à *Thomery* qu'on le cultive ; le *morillon noir,* vulgairement appelé *pineau* ; le *morillon blanc* ; le *chasselas* de Bar-sur-Aube ; le *muscat* blanc et noir ; le *muscat* d'Orléans ; le *damas* ; le *muscat* de Rivesaltes, de Malvoisie ; le *sang* d'Italie ; le *bourguignon* ; le *raisin d'abricot* et le *sauvignon.* Ces variétés forment des desserts fort recherchés, d'une saveur et d'un moelleux parfois exquis et, malgré les ravages qui ont bouleversé la viticulture, la plupart d'entre elles voient réapparaître leur antique renommée.

En dehors des raisins que l'on peut conserver *frais* pendant huit ou dix mois, après leur cueillette, par des moyens spéciaux. le commerce vend des raisins *secs* conservés. Les raisins secs sont plus nourrissants que les frais, mais ils sont plus difficiles à digérer ; ils entrent dans la confection de la pâtisserie, des ragoûts et dans certaines préparations pharmaceutiques.

Les *cerises* sont très communes en France et forment un aliment agréable et sain pour les enfants et les adultes. La cerise doit être choisie douce, mûre, de bon goût et fraîche ; elle se mange crue ou cuite. On fabrique avec les cerises des confitures, des pâtés, des tourtes, des entremets, etc. ; on les conserve dans l'eau-de-vie, dans le sucre, dans le sirop ou cuites au four enfermées dans des bouteilles ; elles servent également à fabriquer des sirops, des sorbets, etc., ainsi qu'une boisson très agréable avec de l'eau et quelques-unes de ses amandes concassées.

On devra éviter d'en manger de trop grandes quantités à la fois et d'avaler les noyaux.

Les *groseilles* sont *blanches* ou *rouges*, d'une saveur aigrelette, acidulée et fraîche, surtout dans la variété rouge ; elles se mangent au naturel ou bien avec du sucre, seules ou avec des framboises, des fraises ou des cerises écrasées ; on en fait des gelées, des confitures et des sirops très estimés, ainsi que des limonades, des glaces et des sorbets très délicats.

Le *cassis* ne se mange pas ou presque pas ; il sert à la confection de nombreuses liqueurs qui jouissent d'une haute réputation stomachique, digestive et astringente et de confitures réputées comme stomachiques.

L'*orange* qui tire son origine primitive de l'Inde pour venir de nos jours fleurir jusque dans nos contrées provençales fait partie des desserts de luxe du pauvre comme du riche et des douceurs accordées aux malades et aux convalescents. Sa couleur, son odeur, sa saveur flattent les yeux, le nez et la bouche et réveillent les estomacs allanguis ; on la mange au naturel ou avec du sucre, du champagne, du madère, du kirsch, du cognac, etc.; on en fait des confitures, des gelées, des pâtes sèches, des limonades, des glaces, des sirops et, sous toutes ces formes, elle conserve sa suave et aromatique délicatesse.

Le *citron* est, pour d'aucuns, plus estimé que l'orange; néanmoins, d'une façon générale, le citron ne se mange pas: il sert à préparer de nombreux entremets, limonades, glaces, gelées et autres confiseries; très agréable de goût, de saveur et de parfum, le citron peut néanmoins, mangé cru, donner lieu à des crampes d'estomac. Son jus est astringent et est employé en gargarismes.

Il en est de même avec l'*orange amère*, le *cédrat* et la *bergamotte*, variétés de deux espèces ci-dessus.

Les *poires* forment une immense collection de fruits délicats, savoureux et parfumés que tout le monde connaît. Les plus estimées sont le *beurré doré;* le *doyenné ; Saint-Germain ; Angleterre ; messire Jean ; crassane; Bousselet; bon chrétien*, etc., etc. ; obtenues par la culture et les croisements par greffes. On en compte plus de 1.000 variétés.

Les *pommes* sont dans les mêmes conditions, mais moins délicieuses que les poires ; d'une chair parfumée, tendre, douce ou aigrelette, d'une saveur des plus agréables, la pomme se rencontre partout, se conserve pendant longtemps et sert à la fois de dessert, de goûter ou de plat de résistance ; comme la poire, elle se mange crue ou cuite ; dans ce dernier état, elle aide à la confection des marmelades, des compotes, des gelées, des tartes, des gâteaux ; elle se mange également au beurre, au sucre, au caramel ou desséchée au four. Elle est plus utilisée que la poire dans l'art culinaire. Inutile d'ajouter que poires et pommes font du cidre et de l'eau-de-vie renommés. Séchée après cuisson, elle est aussi assez utilisée.

Les pommes les plus estimées sont celles de Rambour, Calville, Canada, nez de chat, les différentes reinettes, pigeon, fenouillet, etc.; on en compte plus de 1.200 variétés tant pour la table que pour le pressoir. Poires comme pommes, mangées en trop grande abondance, peuvent provoquer des désordres d'estomac, des dyspepsies et des diarrhées abondantes; ces mêmes accidents existent également avec l'usage abusif du cidre, surtout quand il est nouveau.

La *pêche* forme la parure la plus exquise de la corbeille déjà si suave des fruits; c'est la plus savoureuse, la plus agréable et la plus délicate des productions agricoles et à toutes et à tous elle leur est de beaucoup supérieure. Sa forme est agréable, son velouté est séduisant, sa chair est sucrée, embaumée, sa couleur est vermeille et son jus est d'une finesse extrême ! On la mange crue, au naturel, et c'est la meilleure façon de l'apprécier; on la préfère parfois saupoudrée de sucre, trempée dans des vins généreux ou des liqueurs spiritueuses ; elle se prépare également en compotes, en marmelades, en confitures, en conserves, en beignets, etc., etc.

On compte deux espèces principales de pêches ; l'une à chair dure, originaire du Midi ; l'autre à chair fondante, se détachant du noyau, cultivée surtout à Montreuil ; des variétés nombreuses découlent de ces deux races.

La *fraise* est un fruit d'un parfum délicieux, d'un goût parfait et d'un aspect des plus engageants qui croit spontanément dans les bois ou qui est produit par la culture dans les jardins. La fraise se mange crue, seule ou avec du sucre, du vin, du cognac, de la crème, des framboises, des groseilles ou des cerises écrasées, ou cuite en tarte, en confiture, en marmelade, en compote, en sorbets, en glaces, etc., on en fait également des conserves estimées. Très faciles à perfectionner, les fraises présentent des variétés nombreuses ; les unes, très volumineuses, à chair blanche ou rouge, sont fades ; les autres, petites, rouges, écarlates, sont très parfumées ; d'autres, rosées, ont le velouté des dernières et la fraîcheur des premières. Les fraises ne conviennent pas à tous les sujets ; elles sont quelquefois froides et lourdes sur l'estomac. Très vantées contre la gravelle et la goutte, voire même contre les rhumatismes, la fraise peut produire des éruptions cutanées.

Les *framboises* se servent sur les tables comme les fraises, les groseilles et les cerises ; souvent même on fait un mélange de ces fruits savoureux et on les mange au sucre, à la crème, au vin ou à l'eau-de-vie ; on en fait des confitures, des gelées, du sirop, des sorbets, des glaces et des entremets des plus délicats. La framboise est plus facile à digérer que la fraise.

La *groseille* à Maquereau et la *merise*, fruits très abondants en certaines contrées, ont les mêmes usages et les mêmes propriété que la groseille et la cerise, mais sont moins délicats.

L'*abricot* est un fruit à chair fondante, à parfum doux et à goût délicieux ; moins estimé que la pêche, l'abricot est néanmoins fort recherché. Cru, il se mange au naturel ou avec du sucre ; cuit, on en fait des confitures délicates, des marmelades, des pâtes ; il entre dans la confection des gâteaux, des tourtes et de nombreuses pâtisseries ; on le confit également dans du sirop ; son amande écrasée, infusée dans l'alcool, fait une liqueur assez agréable, l'*eau de noyau* ; quand l'abricot est encore vert, on le confit dans du vinaigre et se sert comme condiment en guise de cornichon, de même que la jeune orange confite dans l'alcool ou dans le vinaigre.

L'*ananas*, la *grenade* et la *noix de coco*, fruits exotiques très estimés, se digèrent facilement ou difficilement selon les estomacs : leur saveur aigrelette et parfumée est exquise.

6°. *Fruits difficiles à digérer.*

Les *figues*, originaires de l'Asie, mais cultivées avec succès en Italie, en Espagne et en France, bien mures, molles et lourdes, sont très bonnes à manger ; on en distingue trois sortes principales : les *jaunes* ou figues *grasses* ; les *blanches* ou *marseillaises* et les *violettes*.

Les figues contiennent beaucoup de sucre, elles sont peu nourrissantes et sont très savoureuses et très agréables au goût quand elles sont *fraîches* ; *sèches* elles perdent leur succulence, mais forment des desserts recherchés. Les figues qui forment la base de l'alimentation de certains pays, servent à faire une boisson spiritueuse et une eau-de-vie très estimées ; elles faisaient partie, autrefois, du régime des athlètes romains.

Les *dattes*, produit originaire de la Phénicie et cultivé dans les pays chauds, forment l'aliment le plus agréable de différentes régions de l'Algérie, de l'Espagne, de l'Italie, etc., surtout quand elles sont fraîches. En France, on les mange généralement sèches et elles fournissent un dessert très estimé, sucré, doux et d'un parfum très agréable. Les dattes servent également à confectionner des tisanes pectorales, des pâtes et des sirops lénitifs contre les bronchites ; elles font aussi une eau-de-vie assez estimée.

Le *jujube* ne sert de nourriture que dans les pays où on le récolte ; sec, il est employé comme fruit pectoral, et sert à confectionner des tisanes, des pâtes et des sirops calmants et balsamiques.

Les *poires* et les *pommes* communes et sauvages, sont mangées crues ou cuites, mais elles sont d'une digestion difficile et ne rappellent que par la forme les poires et les pommes comestibles.

Le *coing*, très commun dans nos campagnes, ne se mange presque jamais cru ; cuit, ils sert à faire des gelées, des compotes, des marmelades qui sont astringentes et assez estimées dans les diarrhées ; cuit au vin doux il forme le *cotignac*, raisiné très réputé par les personnes sujettes aux diarrhées rebelles.

Les *prunes* forment une centaine de variétés dont les plus estimées sont la *Reine Claude*; le *gros Damas*; le *Damas violet*; la prune de Monsieur ; la *Mirabelle* et la *Sainte-Catherine* ; elles se mangent crues ou cuites et peuvent se conserver sèches ou dans l'alcool. Ce fruit sain, délicat et savoureux, provoque parfois des diarrhées intenses quand il n'est pas mur ou qu'il est pris en trop grande abondance. On en fait une eau-de-vie renommée.

Les *mûres*, les *guignes*, les *bigarreaux*, les *griottes*, sont des fruits peu estimés que l'on rencontre communément dans les bois et sur les routes des campagnes; très souvent remplis de vers, ils se mangent crus ; cuits ils servent à confectionner des pâtés, des tartes, des sirops, des compotes, plus ou moins agréables et très indigestes.

Les *cormes*, les *prunelles*, les *nèfles* et les *alises* sont des fruits qui ne se mangent que très avancés en maturité, blets et très mous. Tous les quatre se rencontrent dans les bois. sont peu recherchés et jouissent de propriétés astringentes assez prononcées. Ils sont d'une digestion difficile, sont âpres au goût et ne forment qu'un simple passe-temps.

Le *melon* est un fruit délicieux, au parfum exquis et au goût des plus agréables dont on connaît un grand nombre de variétés. La plus délicate de ces espèces est, sans contredit, le *cantaloup ;* sa saveur est plus délicieuse, sa chair est plus fine que dans les autres variétés ; mais, néanmoins, certains estomacs ne peuvent le supporter ni le digérer aisément. D'habitude le melon se mange cru, ou naturel, ou saupoudré de sel ; quelquefois on y ajoute du poivre, de la moutarde ou du sucre, du beurre, de la crème. Au naturel, c'est la finesse la plus exquise qu'il développe. On le sert également avec le bœuf bouilli. Le melon doit être mangé froid, mûr et frais ; glacé il est indigeste et trop avancé il peut provoquer des désordres intestinaux. On fait des compotes avec la chair du melon et des confitures avec les côtes.

Le *melon d'eau* ou *pastèque* est l'égal du cantaloup; sa chair rouge ou verte est douce, sucrée, succulente et fond dans la bouche ; c'est un fruit très répandu dans les pays chauds et dans le Midi de l'Espagne ; on le rencontre aussi en Italie où il est connu sous le nom de *Cocoméro*. Très agréable, mais très indigeste, il perd dans les voyages qu'on lui fait faire pour le conduire dans les villes du centre de l'Europe une grande partie de sa délicatesse.

Les *potiron, courge, citrouille* et *pépon* sont des produits de la famille des cucurbitacées, très usités dans les usages culinaires ; on ne les mange que cuits à l'eau ou au lait. Les *giraumon, gateau, bonnet-turc* sont des variétés du genre potiron très estimées et consommées de la même manière.

La *calebasse*, cultivée dans nos jardins, est une cucurbitacée qui se mange comme le potiron.

La *tomate* ou pomme d'amour est une belle baie, rouge quand elle est bien mûre, acidulée et assez agréable que l'on mange cuite comme condiment ou assaisonnement autour des viandes. La pulpe se conserve également par des moyens culinaires et se sert en sauces, en garniture ou en coulis. On la prépare, fraîche, farcie avec de la viande hachée ; c'est un légume assez indigeste.

Les *aubergines,* les *concombres* et les *cornichons* se mangent crus ou cuits ou en conserves ; la chair de ces fruits est fade, aqueuse et peu nourrissante. Confits dans du vinaigre, ils servent de condiments ; crus, on les mange en salade, avec de la crème, du lait ou des aromates ; cuits, ils parent les ragoûts de viande. Les cornichons confits dans le vinaigre peuvent, quand ils sont mal préparés, occasionner des malaises et des indigestions, surtout à cause du cuivre qu'on leur adjoint pour leur conserver la couleur verte primitive.

Les *olives*, que l'on rencontre sur toutes les tables comme hors-d'œuvre ou assaisonnement, ne sont mangeables qu'après avoir été mises dans la saumure qui les attendrit et leur ôte leur amertume. En Provence on les mange telles que l'arbre les produit; on les absorbe quelquefois *blettes*. Cuites et privées de leur noyau, les olives entrent dans la composition des sauces, des ragoûts, des rôtis, des farces, etc. Très agréables dans l'un et l'autre cas, les olives sont lourdes à digérer à cause de l'huile qu'elles contiennent en grande abondance.

Les *noix, noisettes, amandes* et *pistaches* que tout le monde connaît et sur lesquelles il est inutile d'insister, se mangent fraîches ou sèches ; à l'état frais, ces fruits sont très délicats, agréables et recherchés, mais parfois lourds pour certains estomacs ; à l'état sec, ils sont moins parfumés, moins odorants et plus fades; ils peuvent aisément prendre l'odeur de rance ou de moisi et n'ont plus la suavité de leur fraîcheur. Les noix, avant leur maturité, forment les *cerneaux* et se mangent avec de l'eau, du vinaigre et du sel ; avec leur enveloppe verte et tendre on prépare une liqueur digestive très renommée, le *brou de noix*. Les noisettes et les amandes font partie, avec le raisin sec et les figues sèches, des desserts connus sous le nom de *quatre mendiants* ; elles servent également à la confection d'un grand nombre de pâtisseries, d'entremets et de friandises appréciées. La pistache entre dans de nombreuses préparations culinaires. Pris en grande quantité, frais ou secs, ces fruits se digèrent mal.

7°. *Substances animales faciles à digérer.*

Parmi les substances faciles à digérer, se place en première ligne le *lait ;* il trouvera son étude avec celle de ses dérivés directs dans le volume II consacré aux *Boissons*. Comme aliment de qualité nutritive de haute valeur, après le lait, viennent les *œufs*.

L'œuf est une substance alimentaire de premier ordre, partout employée et recherchée, très nourrissante sous un petit volume, très agréable et pouvant se préparer de cent façons différentes L'œuf se mange *cru* ou *cuit*. Cru, il se *gobe* dès qu'il est pondu ; cuit dans sa coquille à l'eau bouillante pendant une minute, il est *mollet* et se mange tel quel ou assaisonné de sel, de poivre ou de sucre ; cuit *dur*, il s'accommode de diverses façons. Frits, au beurre noir, sur le plat, à la tripe, en omelette, en chemise, brouillés, pochés, au vin, au bouillon, au lait, à la crème, etc., etc., les œufs sont toujours et partout bons, agréables et nutritifs, et ces différents modes de cuisson en rendent la satiété impossible. De plus, l'œuf entre dans la composition d'une immense quantité de préparations culinaires et pharmaceutiques.

Les œufs conviennent à tout le monde et à tous les tempéraments, ils sont l'aliment de choix pour les femmes et les enfants, pour les sujets faibles, délicats et convalescents ; ils sont moins échauffants que l'on veut bien le dire et, s'ils produisent peu de résidus excrémentitiels, c'est parce que, dans la plupart des cas, ils sont presque complètement assimilés et absorbés

Les œufs de poule sont les plus estimés et les plus utilisés ; néanmoins les œufs de canes, d'oies et de pintades sont plus nourrissants, mais moins savoureux. Ceux de faisans, de paons et de vanneaux sont extrêmement réputés parmi les gourmets. De préférence l'œuf doit être mangé très frais ; cependant, grâce à des moyens très pratiques, on peut les conserver avec toutes leurs qualités de fraîcheur et de bon goût, pendant un assez grand laps de temps.

Les *langues* de veau, d'agneau, de mouton, de bœuf et de porc, rangées par ordre de digestibilité, jouissent de la même valeur nutritive que les animaux dont elles proviennent; on les accomode en ragoûts, en sauces, grillées, rôties, etc. ; il en est de même avec les *oreilles* de ces mêmes animaux, qui, très souvent grâce à des préparations culinaires spéciales, forment un manger assez délicat et nourrissant.

La *laitance* ou *laite*, organe de reproduction des poissons mâles, est un aliment délicat, facile à digérer, que l'on mange frite au beurre ou avec le poisson qui la produit. Il en est de même avec les *œufs* de poisson.

Le *ris de veau*, aliment très fin, ainsi que la *cervelle* de veau et de mouton, voire même de bœuf et de cheval, se mangent en sauces, en ragoût, en friture, en blanquette, etc.; ce sont des aliments délicats, peu sapides, nourrissants, très recherchés par certains gourmets, mais qui, parfois, ne plaisent pas à tous les estomacs; les convalescents et les dyspeptiques ne doivent pas en faire usage.

La *fraise de veau*, les *poumons* de veau, de bœuf, de mouton, les *rognons*, les *pieds* et certaines *têtes* d'animaux, en particulier celles du porc et du sanglier, sont des aliments nourrissants qui s'accomodent d'une infinité de façons, mais qui, parfois, sont lourds à digérer et ne conviennent pas à tout le monde.

Tous ces aliments se préparent, d'ailleurs, avec des condiments et des assaisonnements relevés qui augmentent encore leur indigestibilité. Ils ne peuvent convenir qu'aux estomacs solides.

8°. *Substances animales difficiles à digérer.*

Presque tous les aliments de cette classe sont, d'une façon générale, difficiles à digérer; néanmoins ils sont parfois très bien tolérés par des estomacs délicats sans que rien ne puisse en faire connaître le comment et le pourquoi ! Ils sont sains et très nourrissants.

Le *foie* est d'autant plus lourd à la digestion qu'il provient d'un animal plus âgé; on le mange cuit au beurre, à la poêle, sur le gril, en sauce, en ragoût, seul ou avec des légumes. Les foies les plus estimés sont ceux du chapon, du canard, de l'oie, du veau, du bœuf, du porc et du lièvre; les pâtés de foies gras (foies d'oie, de canard ou de porc hypertrophiés par suite d'une suralimentation particulière) sont très recherchés; associés aux truffes ils constituent un mets très savoureux, mais *très indigeste.*

La *moelle* qui se rencontre dans les os des animaux, chaude ou froide, après cuisson préalable, forme un aliment assez délicat, très nutritif, mais d'une grande indigestibilité; les moelles du bœuf. du mouton, du lièvre et du veau sont très appréciées. On les accomode comme les ris ou les cervelles et elles entrent dans la confection de tourtes, pâtés, entremets et autres plats délicats. La moelle de bœuf chaude, étendue sur une tranche de pain est assez délicate, mais ne convient qu'aux estomacs solides

La *graisse* est à la fois un aliment et un assaisonnement. Les graisses d'animaux jeunes sont plus fines que celles qui proviennent d'animaux âgés ou fatigués; elles entrent dans la composition d'un grand nombre de préparations culinaires, de sauces, de ragoûts, de roux, de pâtisseries; elles s'emploient fraîches de préférence, mais elles peuvent se conserver fondues, pendant un certain temps. Les graisses de veau, de porc et de bœuf sont les plus utilisées. Elles sont très nutritives, mais d'une lourdeur excessive à l'estomac.

Le *sang* de porc pour le boudin, de veau et de poulet pour certains mets et de lièvre pour les civets sont les plus employés; il est très échauffant et difficile à digérer. Le sang ne doit être utilisé que frais.

Les *cœurs* de certains animaux, veau, porc, bœuf, mouton, sont des aliments très lourds; ils se consomment néanmoins en ragoûts, en sauces, grillés, etc., et les assaisonnements relevés qui entrent dans les préparations augmentent encore leur mauvaise digestibilité. Il en est de même avec la *rate* de ces mêmes animaux.

Les *tripes* (c'est-à-dire les intestins du veau, du porc, du bœuf, du mouton, de l'agneau, etc.), seraient des aliments assez digestibles et très adoucissants si on les mangeait seuls; mais grâces aux épices, aux condiments et aromates dont on les agrémente, on en fait un mets des plus lourds à l'estomac. Le *gras-double* est une des préparations les plus fréquentes; il est fait avec l'estomac du bœuf; les *saucisses*, les *saucissons*, les *andouilles*, les *cervelas* et quelques autres mets sont obtenus avec de la chair de porc hachée et introduite dans les intestins; ces intestins hachés menus et fortement épicés forment aussi quelques sortes de saucissons, d'andouilles, d'andouillettes et de cervelas.

Avec les *os*, bouillis dans de l'eau aromatisée et épicée, on obtient la *gélatine*, produit blanchâtre, transparent, inodore, fade et peu nourrissant. En ajoutant une assez grande quantité d'eau à cette gélatine, on fabrique un *bouillon économique* très peu nutritif que nous étudierons plus loin avec les boissons. C'est la *gelée* des charcutiers,

Les *ligaments*, les *cartilages*, les *tendons* des animaux ainsi que les *aponévroses* et les déchets des viandes donnent également par la cuisson de la gélatine. Ces déchets, cuits en ragouts, en bouillon ou en sauces sont très indigestes, très peu nourrissants et s'accomodent avec des épices qui leur donnent une saveur relevée. Seuls les estomacs robustes peuvent les supporter.

9°. *Viandes*.

Les *viandes*, qu'elles soient de *boucherie* ou de *charcuterie*, qui entrent dans l'alimentation humaine sont peu variées; elles sont moins nombreuses que les substances alimentaires fournies par le règne végétal et la variété considérable de leur préparation culinaire supplée à leur petit nombre.

Les viandes sont nourrissantes; provenant d'animaux jeunes et sains, elles forment une alimentation agréable, salutaire et variée; mais en absorber en trop grande abondance, ou en faire un usage exclusif est *dangereux* et *malsain*.

Les viandes de boucherie, classées dans l'ordre de leur digestibilité, sont fournies par l'*agneau*, le chevreau, le veau, le mouton, le bœuf et la vache.

L'*agneau* de six mois donne une chair blanche, molle, gélatineuse, fade, mais assez recherchée néanmoins ; on le mange rôti, en ragoût et surtout avec des légumes, l'oseille de préférence.

Le *chevreau* fournit une chair délicate, fine et tendre, agréable au goût et facile à digérer. analogue à celle de l'agneau. Il s'accomode de la même façon que l'agneau ; rôtie, la chair est plus savoureuse. Le *bouc*, au contraire, n'est pas agréable à manger ; en dehors de son odeur spéciale, sa viande est difficile à digérer, est dure et très filandreuse ; néanmoins, le bouc, châtré jeune, donne une viande plus délicate et moins odorante. Il en est de même de la chair de la *chèvre*. La viande du bouc et de la chèvre peut se saler et se conserver assez longtemps dans la saumure.

Le *veau* donne une viande légère, blanche, tendre et facile à digérer ; elle est très agréable au goût et convient d'une façon spéciale aux estomacs délicats et aux convalescents ; elle sert aussi à faire un bouillon gras très léger. Le veau se mange d'une quantité de manières ; rôti, en sauces, en ragoûts. avec des légumes ; farci. etc. ; il offre une alimentation variée, nourrissante et peu échauffante. Toutefois, quand le veau est trop jeune, il peut provoquer des diarrhées ; sa viande est alors plus fade, plus gélatineuse et moins parfumée. Le ***bouvillon*** n'est que peu utilisé comme aliment.

Le *mouton* donne une chair rosée, tendre, bien nourrissante, très digestible, mais parfois un peu odorante, surtout quand elle est arrivée à un certain âge. Les côtelettes, le gigot et l'entre-côtes sont les parties les plus estimées ; rôtie ou grillée, seule ou avec des légumes, froide ou chaude, la viande du mouton forme un mets appétissant, très recherché et très agréable surtout quand elle provient d'animaux jeunes, nourris d'herbes aromatiques et salées, connus sous le nom de ***moutons de prés salés***.

Le ***bélier*** et la ***brebis*** donnent une chair peu délicate et ne se mangent que dans les campagnes, souvent après avoir subi la salaison.

Le *bœuf* était autrefois un animal sacré que l'on ne mangeait pas, eu égard aux services qu'il rendait dans l'agriculture ; aujourd'hui il fait la base de l'alimentation carnée ; Paris, à lui seul, en engloutit plus de cent mille par an !

La viande que fournit le bœuf est saine, nourrissante, tonique, savoureuse et facile à digérer. Plus le sujet dont on mange la chair est jeune, bien portant et vigoureux, plus le mets est délicat ; le filet, l'aloyau, la tranche, le gîte et la culotte sont les morceaux les plus estimés ; ils fournissent une alimentation variée grâce aux nombreuses façons dont on peut les préparer, et rôtie, grillée, en daube, en ragoûts, en sauce ou bouillie cette chair est toujours fortifiante. Le *taureau* jeune a la viande plus dure ; vieux, sa chair est coriace, peu agréable et difficile à digérer.

Le *porc*, avec le bœuf, est un aliment des plus usuels ; fraîche et tendre, sa chair est grasse, très nourrissante et assez agréable au goût ; on la mange grillée, rôtie, cuite avec du bœuf, des légumes, etc. ; *salée* et *fumée* elle est d'une digestion plus difficile. Sous cette seconde forme elle entre dans la préparation d'une infinité de mets fabriqués pour la charcuterie, mets très recherchés dans lesquels entrent des condiments et des assaisonnements relevés qui la rendent encore plus indigeste Cru ou peu cuit, le porc peut être malsain et communiquer des affections assez graves, telles que *l'helminthiase* et la *trichinose* ; aussi est-il indispensable de faire cuire complètement la viande avant d'en faire usage ou de prendre des précautions nécessaires pour éviter l'emploi de viandes malades.

Le *filet* du porc est sa partie la plus recherchée ; la graisse, ou *panne*, sert à la préparation d'une foule d'aliments ; le lard est d'un usage aussi fréquent ; quand à la *couenne*, à la hure, aux pieds, à la langue, aux oreilles et aux intestins, nous avons vu comment et sous quelles formes on les employait.

Dans certains pays, on mange le *cochon de lait* ; sa chair est très succulente mais très indigeste.

Toutes ces viandes sont largement utilisées dans l'alimentation de chaque jour ; mais il est indispensable de ne pas en faire un usage exclusif ou excessif et de mitiger leur action fortifiante par une assez grande proportion d'aliments végétaux.

10°. *Volailles.*

La volaille ne fait généralement pas partie du régime alimentaire journalier, c'est un mets de luxe, précieux et délicat qui ne paraît sur la table qu'à certaines occasions.

Le *poulet*, jeune, est un aliment des plus fins, d'une digestion très facile, à la chair blanche, parfumée et exquise. Il se mange rôti de préférence, mais peut être également préparé à la sauce, en ragoûts ou en pâté ; on en fait aussi un bouillon très léger pour les débiles et les convalescents. Agé, le poulet est dur, filandreux et ne sert guère qu'à préparer les pot-au-feu ; il en est de même des poules.

Le *pigeon* donne une chair rouge, fine, délicate et parfumée ; tonique et d'une digestion facile, le pigeon, quand il est jeune, se mange rôti ; plus vieux, il s'accommode avec des légumes ou en sauces. Cet aliment convient également, comme le poulet, aux convalescents et aux estomacs délabrés et difficiles. Le *pigeon ramier* est dur et moins digestible.

Le *dindon*, quand il est jeune, a une chair très recherchée, délicate, blanche, tendre et très facile à digérer ; les ailes, les cuisses, la poitrine sont les parties les plus recherchées. On le mange rôti de préférence. Agé, le dindon est moins fin, sa viande est plus colorée, plus filandreuse et plus coriace ; on le mange en daube ou farci de marrons ou de chair à saucisses. Dans l'un comme dans l'autre âge, c'est un mets très tonique, fortifiant et réparateur qui convient à tous les estomacs. La *dinde*, comme la poule, le coq et la cane, a une chair plus délicate que celle du mâle ; toute jeune elle possède à peu près les mêmes qualités que le dindon, mais après la ponte sa viande perd de sa finesse et de sa saveur.

La *poularde* (poule châtrée) et le chapon (poulet

châtré) ainsi que la *pintade*, donnent des viandes de haut goût, très réputées, mais qui ne conviennent pas à tous les estomacs; garnies de truffes ou de petites saucisses, ces volailles fournissent des mets très appréciés.

Le *canard* domestique et le *canard* sauvage ont une chair colorée, grasse, dure et difficile à digérer ; ils ne conviennent qu'aux bons estomacs ; rôtis, en daube, accommodés avec des petits pois, des olives ou des asperges, ces volatiles sont savoureux.

L'*oie* est une volaille très nourrissante, mais dont la chair grasse et lourde est assez difficile à digérer. L'oie fournit une graisse très abondante, parfumée et blanchâtre qui est très recherchée pour l'accommodement des mets. L'oie jeune se mange rôtie, âgée elle se prépare en daube, en ragoûts ; elle se conserve facilement, cuite dans sa graisse.

Le *paon* et le *cygne* domestiques ne fournissent qu'une chair dure, coriace, difficile à digérer et très peu usitée dans notre alimentation ordinaire ; faisandée elle est plus savoureuse mais d'une grande indigestibilité.

11°. *Gibier facile à digérer.*

Le gibier donne à l'homme une nourriture variée, parfumée et très recherchée. Sa digestibilité est plus ou moins facile selon les espèces.

Le *lapereau* est estimé à cause de la finesse et de la blancheur de sa chair ; le râble est sa partie la plus estimée. C'est un aliment adoucissant et fortifiant, facile à digérer.

La *perdrix* jeune, ou *perdreau* est un excellent gibier dont la viande peu colorée et parfumée est tonique et facile à digérer. La perdrix rouge et la Bartavelle sont les espèces les plus estimées. Elle se mange rôtie, truffée, avec des légumes ou en pâtés.

La *caille*, l'*alouette*, la *grive*, l'*ortolan* et la *gélinotte* sont des animaux délicats, succulents, gras, très nourrissants et de digestion facile ; d'une saveur exquise, ils se mangent généralement rôtis, bardés de tranches de lard ou grillés ; on en fait également des pâtés et des tourtes de haute réputation.

Le *becfigue*, le *pluvier*, le *vanneau* et l'*étourneau* sont également un gibier fin et délicat, très recherché des gourmets, nourrissant et facile à digérer. Ils se mangent rôtis, en brochette ou bardés.

Le *merle*, la *bécasse* et le *bécasseau* sont très estimés ; d'une chair délicate, fine et parfumée, ils sont faciles à digérer et conviennent aux estomacs faibles, aux malades et aux convalescents ; on les mange généralement avec leurs entrailles, rôtis, bardés, en brochette ou en salmis. Il en est de même du *faisandeau* que l'on prépare de préférence avec des truffes.

12°. *Gibier difficile à digérer.*

Le *lapin*, en raison de son âge plus avancé, est supérieur, au point de vue de la valeur nutritive, au lapereau. Sa chair a plus de goût, plus de parfum, plus de relevé, mais elle est moins digestible. Le lapin domestique, moins fin comme viande, ne peut lui être comparé. On les arrange, l'un comme l'autre, rôtis, en civet, en ragoûts, en sauce, etc.

Le *faisan* est le gibier estimé et recherché par excellence. Sa chair parfumée, douée d'un fumet particulier, brune et riche en principes azotés, est tonique et fortifiante mais lourde à digérer. Le faisan se mange rôti, truffé, en salmis ou en pâtés ; sa femelle, moins délicate et moins savoureuse, est recherchée par les gourmets. Les fins gourmets ne mangent ce gibier que lorsqu'il est très avancé, presque en putréfaction.

Le *chevreuil*, ainsi que la *chevrette*, donne une viande colorée, très nourrissante mais lourde pour les estomacs faibles ; les cuisses, les côtelettes et le filet, rôtis ou marinés, sont les morceaux de choix.

Le *lièvre*, surtout quand il n'est pas trop vieux, fournit une chair noire, très odorante, très nourrissante et très recherchée ; en civet, rôti ou à la broche, le lièvre, et surtout son râble, forme un mets des plus savoureux mais difficile à digérer ; il se mange également un peu faisandé.

La *sarcelle*, la *macreuse*, la *poule d'eau* et le *râle d'eau*, gibier très recherché en temps de carême, donne une nourriture huileuse, une viande dure, sèche, peu agréable au goût et difficile à digérer ; ces viandes ne sont pas très nourrissantes et doivent être mangées jeunes.

Le *râle des genêts* est de beaucoup supérieur à son congénère ; sa viande est plus délicate, plus parfumée, plus nourrissante et moins indigeste surtout quand l'animal est jeune. C'est un gibier qui se fait de plus en plus rare et qui tend, malheureusement, à disparaître.

Le *coq des bruyères* est un mets recherché, servi, comme le faisan, sur les tables somptueuses, dont la chair noire, très odorante et très délicate, est assez indigeste ; jeune et garni de truffes, c'est un aliment exquis.

L'*outarde* est un des meilleurs gibiers ; sa chair est ferme, assez savoureuse, très nourrissante mais lourde pour la digestion ; jeune elle est plus agréable au goût et les cuisses, ainsi que la poitrine, sont les morceaux les plus fins. Ce gibier est assez rare dans notre pays à l'état sauvage.

Le *daim* est moins recherché que le chevreuil ; sa chair est plus dure, moins savoureuse et d'une digestion plus difficile. En France on le mange rarement à l'état frais ; ses conserves sont au contraire assez estimées, de même que lorsqu'il est fumé.

Le *cerf* n'est bon à manger que lorsqu'il est jeune ; sa chair qui a le goût de celle du bœuf, s'accommode rôtie ou grillée ; elle est indigeste. La *biche*, les *faons* et les *daguets* sont plus tendres, plus savoureux et plus faciles à digérer ; il en est de même de l'*élan*, grand cerf de l'Asie et de l'Amérique, que nous recevons fumé ou en conserves.

Le *sanglier*, cochon sauvage, est estimé des gourmets et des veneurs par sa chair assez agréable, fortement parfumée, noirâtre, très savoureuse quand l'animal est jeune ; elle est très nourrissante et, quoique lourde, est plus facile à digérer que celle du porc domestique. Sa chair se mange faisandée légèrement, rôtie et en civet ; le cuissot et la hure en sont les morceaux de choix.

13°. *Poissons.*

Les *poissons* fournissent à l'homme une chair alimentaire variée, blanche, agréable, saine et très digestible dans la plupart des cas. Frais, salé ou conservé, cet aliment est nourrissant, léger le plus souvent et se prête à un assez grand nombre de préparations culinaires; frit, cuit au court bouillon, au gratin, en sauce ou en matelotte, sa chair est estimée par les convalescents, les estomacs fragiles et les malades.

Le ***merlan***, l'***éperlan,*** la ***limande,*** la ***barbue***, le ***carrelet,*** la ***vive,*** la ***sole,*** la ***carpe,*** l'***able,*** le ***goujon,*** l'***ombre*** et la ***truite*** sont d'une digestion facile ; ils sont consommés en quantité sur nos tables et jouissent d'une réputation méritée Néanmoins, l'abus du poisson peut donner des diarrhées, des douleurs d'estomac et de la faiblesse corporelle ; il excite le sens génésique, d'après certains gastronomes. De plus la chair du poisson peut provoquer, chez certains individus, une éruption cutanée particulière, très désagréable, l'urticaire.

14°. *Poissons difficiles à digérer.*

Quoique très agréable comme nourriture, les poissons dont suit la nomenclature rapide, sont difficiles à digérer ; leur chair blanche, délicate, savoureuse mais un peu grasse n'est pas aussi légère à l'estomac que celle des précédents et peut provoquer des indigestions. Dans cette catégorie on peut placer : la ***lotte,*** les ***sardines,*** fraîches ou conservées, fumées ou à l'huile ; le ***mulet,*** le ***rouget,*** le ***turbot,*** la ***morue,*** la ***raie,*** le ***brochet,*** le ***hareng,*** le ***bar,*** le ***barbeau,*** le ***congre,*** la ***tanche,*** l'***alose,*** le ***maquereau,*** la ***lamproie,*** la ***loche,*** l'***anguille,*** l'***esturgeon*** et ses œufs qui forment le mets national russe le ***caviar ;*** le ***saumon,*** le ***thon,*** etc.

Tous ces poissons s'accommodent de différentes manières ; les condiments et les assaisonnements variés en relèvent généralement la fadeur tout en augmentant leur indigestibilité. Les estomacs peu solides devront les éviter et même les sujets robustes devront s'abstenir d'en faire une large consommation. Néanmoins, à dose modérée, la chair du poisson est un aliment sain, délicat, savoureux et nutritif, mais qui doit être mangée très fraîche afin d'éviter des accidents ; même en *conserves*, le poisson doit être examiné de près avant d'être ingéré, car il se gâte assez aisément ; fumé il est moins exposé à se corrompre.

15°. *Mollusques*.

L'embranchement des mollusques fournit à l'homme quelques aliments dont quelques-uns ont une réputation universelle.

L'*huître*, qui de nos jours, grâce aux progrès incessants de la science industrielle, peut se trouver sur toutes les tables à des prix plus que modiques, est un aliment délicat, savoureux, sain, très nutritif et d'une haute utilité pour les estomacs affaiblis, malades ou frêles. Presque toutes les huîtres sont *parquées* avant d'être livrées à la consommation et, de ce fait, leur chair est plus parfumée, plus tendre et plus exquise. Les unes sont grosses, blanches, grasses, épaisses et pourvues d'un liquide salé abondant ; les autres sont vertes, petites, rondes, baignées par un liquide moins sapide. Les unes et les autres sont recherchées, mais la préférence doit être donnée aux *marennes vertes*.

L'huître se mange crue, seule, n'ayant que son eau pour tout assaisonnement ou bien arrosée de jus de citron, de vinaigre ou de vin gris ; on peut également la saupoudrer de poivre, d'ail haché menu, d'oignon, de persil et de fines herbes. On peut aussi la manger marinée. Cuite, l'huître sert à confectionner un grand nombre de mets ; dans ce cas, la cuisson la rend dure et lui enlève une grande partie de son parfum.

A l'époque du frai, on ne mange pas l'huître ; cette époque va du mois d'avril au mois de septembre ; d'où le dicton que l'on ne doit pas faire usage de ces mollusques pendant les mois privés d'R. (mai, juin, juillet, août). Le germe de la fièvre typhoïde peut se trouver dans l'eau qui baigne l'huître.

La *moule*, l'huître du pauvre, est assez agréable au goût et à l'estomac. Moins fine que celle de l'huître, la chair des moules est blanche, grasse et nourrissante.

Elle se mange cuite à l'eau, au court bouillon ou est préparée à la maître d'hôtel, aux fines herbes, au gratin, à la poulette, etc.; elle entre également dans la confection d'un assez grand nombre de plats relevés.

La moule doit être très fraîche et bien nettoyée avant d'être mangée, car elle peut contenir des parasites ou des animalcules nuisibles à la santé. De plus, comme l'huître, elle peut provoquer de l'urticaire.

L'*escargot*, ainsi que quelquefois la limace, est un aliment très connu que l'on rencontre surtout dans les vignes de la Bourgogne, de la Champagne et que l'on parque dans les jardins ou les enclos. C'est un manger assez délicat, assez nourrissant, mais comme la moule, indigeste. Il se prépare, après jeûne et cuisson, avec des fines herbes, du beurre et de l'ail ; plus l'assaisonnement est relevé, plus l'escargot est savoureux, mais plus sa digestibilité est malaisée. Parfois on le mange cru, sans assaisonnement aucun.

Enfin, sur les bords de la mer, on mange une assez grande quantité de petits mollusques dont l'énumération serait trop fastidieuse ; ils sont, d'ailleurs, peu nourrissants, assez indigestes et ne se servent en général que comme hors d'œuvre; ils peuvent provoquer des diarrhées, des vomissements et de l'urticaire.

16°. *Crustacés.*

Les crustacés sont des aliments savoureux, recherchés, mais irritant l'intestin et l'estomac et difficiles à digérer ; ils sont très peu nourrissants, forment des hors-d'œuvre accessoires et provoquent soit des éruptions d'urticaires, soit des diarrhées plus ou moins abondantes, soit des vomissements.

L'*écrevisse*, de plus en plus rare de nos jours, se mange cuite et on la fait cuire avec de l'eau, du vin blanc, des épices et des aromates ; ce mets très fin, très délicat et très agréable au goût, est irritant par lui-même et cette irritation est encore augmentée par les assaisonnements qu'on lui ajoute. C'est un aphrodisiaque.

La *crevette* a les mêmes qualités et les mêmes défauts que l'écrevisse ; sa chair est plus délicate dans la crevette rose que dans la grise, elle excite l'estomac, prépare l'appétit mais ne convient qu'aux estomacs solides et bien portants. Elle doit être mangée très fraîche, car elle s'altère rapidement.

Le *homard* est très recherché pour sa chair blanche, ferme, délicate et parfumée ; celle qui se trouve dans les pinces et la queue est la plus savoureuse. On le mange cuit dans sa carapace et la chair retirée de cette enveloppe se prépare avec des vinaigrettes, des sauces excitantes et relevées. C'est un mets assez lourd et difficile à digérer. On le prépare en conserves, mais sous cette forme, il perd un grand nombre de ses qualités.

Il en est de même de la *langouste*, dont la chair est moins délicate, moins recherchée et plus indigeste ; du *crabe* et du *tourteau* ainsi que d'un grand nombre de petits crustacés comestibles qui abondent sur les plages, tels que les *vénus*, les *palourdes*, les *bigorneaux*, etc., etc.

17°. *Reptiles.*

Malgré leurs noms quelque peu repoussants, on mange des reptiles ; mais la *grenouille* et la *tortue* sont les deux espèces seules qui servent à l'alimentation ; dans quelques contrées la *couleuvre*, elle aussi, est préparée comme mets à la façon de l'anguille.

La *grenouille* se mange en entier en Allemagne; chez nous le train de derrière seul est comestible ; sa chair blanche, grasse et délicate se prépare à la poulette, frite, à la sauce blanche ou en garniture ; nourriture assez délicate, facile à digérer, et assez nutritive, la grenouille est surtout plus savoureuse au printemps et à l'automne. Elle sert aussi à confectionner des bouillons assez fortifiants et très aisés à digérer.

La *tortue* donne une chair blanche, délicate, nourrissante et facile à digérer; elle sert de préférence à faire un bouillon très estimé, nutritif et rafraîchissant. Les œufs de la tortue sont assez recherchés ; ils sont fins, savoureux et nutritifs ; ils se mangent surtout en coulis et cuits dans du beurre aromatisé de fines herbes.

18°. *Insectes.*

La *sauterelle* et le *ver palmiste* sont les deux espèces d'insectes que l'on mange ; ces mets, très délicats paraît-il, font les délices des habitants de l'Asie et de l'Afrique.

19°. *Condiments. Epices. Aromates.*

D'une façon rapide nous allons donner quelques notions sur les condiments, assaisonnements, épices et aromates dont il a été question, d'une façon incidente, dans le cours de cet ouvrage.

Les *condiments* ou assaisonnements sont des substances douées de propriétés stimulentes, destinées à relever la saveur de certains aliments et à favoriser la digestion. Les *épices* et les *aromates* sont également des substances végétales ou minérales que l'on emploie dans l'art culinaire pour augmenter la sapidité des mets, pour masquer leur fadeur ou pour leur donner un arôme spécial.

Tels sont la *crème*, le *beurre*, les *huiles*, les *graisses* dont on ne peut se passer pour faire cuire les légumes, les fécules, les viandes, etc.; la principale qualité que doivent avoir ces substances, est la fraîcheur ; trop vieilles elles deviennent rances, sont cause de mauvais goût donné aux aliments et peuvent provoquer des diarrhées, des vomissements ou des indigestions pénibles. Ces substances grasses sont très nutritives par elles-mêmes, mais difficiles à digérer.

Le *sucre* et le *miel*, nourrissants eux aussi par eux-mêmes, s'emploient en cuisine pour donner une saveur spéciale aux aliments, pour adoucir l'âpreté de certains mets, pour relever certains légumes ou fruits trop acides et pour colorer, par suite de leur ignition, certaines préparations gastronomiques.

Le *sel* et le *poivre*, en quantité plus ou moins grande selon les goûts, stimulent l'appétit, la digestion et facilitent l'assimilation.

Le *persil*, le *vinaigre*, la *moutarde*, la *cannelle*, le *laurier-sauce*, l'*épine vinette*, l'*estragon*, la *marjolaine*, le *thym*, la *ciboule*, l'*échalote*, l'*ail*, le *raifort*, les *câpres*, la *noix muscade*, le *clou de girofle*, le *gingembre*, le *piment*, etc., etc., sont employés journellement dans la cuisine. Si, pris d'une façon modérée, ces condiments sont utiles pour relever la fadeur de certains mets, à dose exagérée ils peuvent devenir nuisibles; ils fatiguent l'estomac, irritent les muqueuse buccale, gastrique et intestinale et finissent par les rendre malades; de plus, l'habitude émoussant les sensations gustatives, on est amené peu à peu à augmenter les quantités d'épices, de condiments ou d'assaisonnements employés et à la fin on se rend malade. Ici, comme en toute matière alimentaire d'ailleurs, il faut user, mais ne pas abuser Il en est de même pour les *vins*, les *alcools*, les *essences* que l'on ajoute à différentes préparations culinaires soit pour faciliter leur cuisson, soit pour leur donner un parfum et un arôme spéciaux ; trop stimulants, les mets deviennent malsains, et en toutes choses il faut garder une juste proportion.

Comme on vient de le voir, l'alimentation humaine a de nombreux éléments pour satisfaire la loi de la nature ; leur variété est grande, leur goût est plus ou moins agréable, leur digestibilité plus ou moins parfaite, leur parfum plus ou moins délicat et leur pouvoir nutritif plus ou moins considérable. C'est à l'homme de maîtriser ses caprices dans sa nourriture, c'est à lui de savoir conduire et régler son alimentation et, s'il veut *défendre sa santé en la conservant toujours bonne*, c'est à lui d'être raisonnable, sobre et prudent dans le choix de ses aliments, dans leur dose, et dans leur qualités.

JEUGNY (Aube), août 1902.

FIN DU PREMIER VOLUME

TABLE DES MATIÈRES

Le Mans. — Association ouvrière (Mauboussin, Jobidon & Cie), 5, rue du Porc-Epic.

www.ingramcontent.com/pod-product-compliance
Ingram Content Group UK Ltd.
Pitfield, Milton Keynes, MK11 3LW, UK
UKHW021820190726
13853UKWH00003B/1096